职业教育新形态精品系列教材
"1+X"职业技能等级证书培训系列教材

老年照护

吴元平　袁　渊　田小丽　主编

北京理工大学出版社
BEIJING INSTITUTE OF TECHNOLOGY PRESS

版权专有　侵权必究

图书在版编目（CIP）数据

老年照护/吴元平,袁渊,田小丽主编.--北京：北京理工大学出版社,2021.11（2025.1 重印）

ISBN 978-7-5763-0726-9

Ⅰ.①老… Ⅱ.①吴… ②袁… ③田… Ⅲ.①老年人-护理学-中等专业学校-教材 Ⅳ.① R473.59

中国版本图书馆 CIP 数据核字（2021）第 247997 号

责任编辑： 张荣君　　**文案编辑：** 张荣君
责任校对： 周瑞红　　**责任印制：** 边心超

出版发行 / 北京理工大学出版社有限责任公司
社　　址 / 北京市丰台区四合庄路 6 号
邮　　编 / 100070
电　　话 / （010）68914026（教材售后服务热线）
　　　　　　（010）63726648（课件资源服务热线）
网　　址 / http://www.bitpress.com.cn

版 印 次 / 2025 年 1 月第 1 版第 2 次印刷
印　　刷 / 定州启航印刷有限公司
开　　本 / 787 mm × 1092 mm　1/16
印　　张 / 14
字　　数 / 320 千字
定　　价 / 46.00 元

图书出现印装质量问题，请拨打售后服务热线，负责调换

老年照护系列教材编委会

晏龙强　冯海鹰　石文静　田晓宇
宰青青　赵晓芳　杨再艳　王廷英
覃雪蓉　龙智蓉　张　艳　詹忠琴
胡秋玲　刘会芸　姚争春　龚永贵

本书编委会

主　编　吴元平（铜仁职业技术学院）
　　　　袁　渊（铜仁职业技术学院）
　　　　田小丽（铜仁职业技术学院）
副主编　刘大敏（铜仁职业技术学院）
　　　　张玉丽（铜仁职业技术学院）
　　　　周建玲（铜仁职业技术学院）
参　编　（以姓氏笔画为序）
　　　　任印红（玉屏侗族自治县人民医院）
　　　　向　芳（玉屏侗族自治县人民医院）
　　　　刘时花（铜仁职业技术学院）
　　　　张　怡（铜仁职业技术学院）
　　　　罗　秋（铜仁职业技术学院）
　　　　潘仁棵（铜仁职业技术学院）

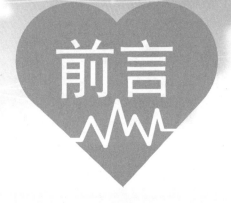

前言

　　教育部深化职业教育改革，在面向高等院校推出的"1+X"职业技能等级证书试点项目中，将养老服务领域列入首批试点范围，推动了养老服务技术人才的培养。铜仁职业技术学院作为"1+X"老年照护职业技能等级证书试点院校及社会培训机构，组织编委会按照老年照护职业技能等级标准、培训标准、考评标准，结合行业需求，编写了本教材。本教材适用于中等职业学校、高等职业学校、应用型本科学校学生及养老机构照护人员。

　　本教材包括职业认知、安全防护、饮食照护、排泄照护、清洁照护、冷热应用、转运照护、急危应对及睡眠照护等内容，涵盖了养老机构护理人员的岗位需求和职业技能要求。教材定位准确、框架合理，突出养老服务的实用性，从多个角度帮助学员理解和掌握老年照护服务的专业技能和质量要求，对相关职业院校的在校学生及养老机构照护人员掌握老年照护初级职业技能提供了技术支撑。

　　该教材将与今后持续开发的其他岗位职业技能培训教材相配套，形成养老服务领域职业技能等级证书培训系列教材，并在行业中推广应用，为加快我国养老服务业人才队伍职业能力建设发挥重要智力支撑作用。

　　我们相信，有国家重大政策的引领，有养老服务行业的期盼，有全国试点院校和培训考核机构的共同努力，"老年照护"职业技能等级证书一定会在养老服务业生根、开花、结果，在不久的将来转化为职业技能岗位的优质服务，使全国老年人安享幸福晚年。

　　本教材编写时按照各专业老师、行业专家的专业能力进行编写分工，并聘请了养老机构、老年大学行业专家参与指导。本教材由吴元平、袁渊、田小丽担任主编，刘大敏、张玉丽、周建玲担任副主编，刘时花、罗秋、潘仁棵、张怡、任印红、向芳参与编写，铜仁职业技术学院吴元平带领袁渊、田小丽、刘大敏等9位教师编写项目一至项目七、项目九，玉屏侗族自治县人民医院急诊科任印红、向芳编写项目八。

　　因编写教材时间有限，还需在培训工作实践中不断充实完善，不足之处恳请读者批评指正，并提出修改完善意见，我们将不胜感激。

编　者

目录

项目一　职业认知　1

　　任务一　岗位定位　2
　　任务二　伦理与法律认知　6
　　任务三　素质要求认知　13

项目二　安全防护　20

　　任务一　安全防护运用　21
　　任务二　职业防护与压力应对　26

项目三　饮食照护　31

　　任务一　进水帮助　32
　　任务二　进食帮助　36
　　任务三　特殊进食帮助　42

项目四　排泄照护　48

　　任务一　协助如厕　49
　　任务二　便器使用帮助　54
　　任务三　尿垫、尿裤的使用及更换　60
　　任务四　呕吐时帮助变换体位　67
　　任务五　简易通便帮助　72
　　任务六　一次性尿袋协助更换　78
　　任务七　造口袋更换　82

项目五　清洁照护　88

　　任务一　口腔清洁　89
　　任务二　头发清洁与梳理　96

任务三	身体清洁	103
任务四	床上物品更换	111
任务五	仪容仪表修饰	116
任务六	衣物更换	120
任务七	压疮预防	128
任务八	终末消毒	133

项目六 冷热应用 137

任务一	热水袋使用	138
任务二	湿热敷运用	144
任务三	体温测量	148
任务四	使用冰袋物理降温	156
任务五	使用温水拭浴进行物理降温	161

项目七 转运照护 165

任务一	助行器具使用帮助与指导	166
任务二	轮椅转运	171
任务三	平车转运	176

项目八 急危症的应对 180

任务一	心脏骤停应对	181
任务二	跌倒应对	187
任务三	异物卡喉应对	193
任务四	烫伤应对	197

项目九 睡眠照护 203

任务一	睡眠环境布置	204
任务二	睡眠障碍照护	208

项目一

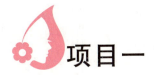

职 业 认 知

【项目目标】

1. 具备初级老年照护人员的职业道德和素质，遵守相关法律法规，具有尊老敬老爱老的职业素养。

2. 掌握初级老年照护的工作卫生要求、着装礼仪、工作礼仪、沟通方法。

3. 熟悉岗位职责、职业道德、老年照护服务中应遵循的伦理学原则、常见伦理问题及其防范、相关法律法规文件、老年权益保护中存在的问题及防范策略、服务相关礼仪知识、沟通相关知识。

【项目概述】

老龄化已经成为世界发达国家和一部分发展中国家普遍存在的社会现象，各国都在密切关注和重视这一问题。如何提高老年人的生存质量，实现健康老龄化是需要探索的问题。为认真贯彻落实《"十三五"国家老龄事业发展和养老体系建设规划》提到的"推进涉老相关专业教育体系建设，加快培养老年医学、护理、康复、营养、心理和社会工作、经营管理辅具配置等人才。建立以品德、能力和业绩为导向的职称评价和技能等级评价制度，拓宽养老服务专业人员职业发展空间"的要求，现今社会急需培养一批"实用型"养老护理人才，使老年人得到全方位、高水平的健康照护。在积极完善养老服务相关专业学历教育体系和提升老年照护人员职业技能等级基础上，探索形成完善的老年照护职业发展体系，畅通老年照护人员的职业上升通道，社会已经建立老年照护职业技能等级体系，该体系包括初级老年照护职业技能、中级老年照护职业技能、高级老年照护职业技能三个等级。

任务一　岗位定位

案例导入

某市一家养老机构护理组长，每天在安排好每位照护人员所要照护的老人、工作内容和注意事项后，均要强调："请所有照护人员必须牢记自己的岗位职责，恪守职业道德，遵守职业道德规范，做一名合格的照护人员"。

请问：1. 老年照护的工作内容有哪些方面？
　　　2. 怎样理解老年照护工作中的职业道德，其包含了哪些内容？

任务目标

1. 遵守老年照护人员（初级）职业道德。
2. 明确老年照护人员（初级）的岗位职责。
3. 能根据岗位职责制定个人岗位要求。

 知识储备

老年照护人员明确自己的岗位定位是完成本职工作的前提。本任务的学习重点是明确老年照护（初级）人员的职业定位、岗位职责和应当遵守的职业道德。

一、职业定位

老年照护，即老年照护服务，是指在各级各类养老机构、社区服务机构以及居家养老中，经过各级岗位技能培训并获得对应等级专业能力证书的专业照护人员，为失能或者半失能老人提供的生活照护、医疗照护及管理等服务。

老年照护的职业定位是能够为老年人提供清洁、睡眠、饮食、排泄等基本日常生活照护服务，并能够应用基本照护技能进行应急救护、转运、安宁等专门照护服务。

二、岗位职责

老年照护（初级）人员对应岗位为一线照护人员，既有为健康的老人提供生理、心理及社会需求服务，也为有残疾或生活无法自理的老人提供基本生活照料和专业技术护理服务，满足老年人身心需要，减轻病痛。老年照护人员的岗位职责内容包括生活照料、日常康复应用和常见应急救护等工作领域的工作项目。

（一）为老年人提供日常生活相关照护服务

在日常生活照护工作中，工作人员应当考虑到老年人原来的生活习惯和规律，以及老人们的社交情况，照护服务应当具有一定的灵活性和协调性，目的在于尽量保持老年人生活的稳定性，尽可能地维持老年人生活，如起床、进餐、散步、睡觉等日常生活的稳定；尽可能保持老人原有的生活模式，鼓励老年人建立新的社会关系等，激发老年人生活的热情和信心。

（1）睡眠照护。为各类存在睡眠问题的老年人提供睡眠帮助，保证老年人有充足的高质量睡眠。

（2）清洁照护。为老年人整理更换床单、清洁身体、保持口腔卫生、清洗与梳理头发、更换衣物等，促进舒适与卫生；预防卧床老年人压疮的发生及对房间进行消毒等。

（3）饮食照护。为老年人提供科学合理的饮食，为进食有困难的老年人进行鼻饲法等进食服务。

（4）排泄照护。为各类老年人提供排泄照护，保障安全。如帮助卧床的老年人使用便器、更换纸尿裤及尿垫，协助如厕等；在老年人发生呕吐时帮助老年人保持合适体位，运用人工取便法辅助老年人排便等；为留置导尿管的老年人更换一次性集尿袋，为肠造口的老年人更换肛袋等。

（5）冷热应用。帮助老年人安全使用热水袋、湿热敷，使用冰袋或温水拭浴为高热老年人进行物理降温。

（二）配合上一级专业人员为老年人提供照护

（1）应急救护。协助医护人员对受外伤的老年人进行现场的初步处理，如摔伤后的初步止血处理、骨折后现场固定及搬运等操作，并能在老年人发生异物卡喉、痰液堵塞、烫伤、跌倒时进行应急处理和现场心肺复苏术。

（2）转运照护。能够安全正确地使用轮椅和平车转运老年人，能帮助老年人正确使用助行器进行活动。

（3）日常生活能力训练。能组织老年人进行穿脱衣服训练和站立、行走等训练活动，提高老年人日常生活能力。

（三）其他工作任务

（1）配合组织老年人参加健康娱乐休闲活动。

（2）积极参加各级组织开展的岗位有关的各类培训，提高自身老年照护服务能力与工作质量。

（3）认真负责地完成上级交办的其他相关工作任务。

三、职业道德

（一）职业道德的内涵和作用

（1）道德。道德是人们在共同生活中形成的约定俗成的行为准则和规范，是一种社会意识形态。

（2）职业道德。职业道德是与人们的职业活动紧密相连的符合职业特点及要求的道德准则、道德品质与道德情操的总和，是人们在职业生活中应当遵循的基本道德，是职业品德、职业纪律、职业责任及专业胜任能力等的总称。它既是职业活动中的行为标准和要求，也是职业对社会所负的道德责任与义务。

（3）职业道德的特点和作用。职业道德在道德的基础上突出了社会性、时代性、行业性、规范性、连续性、实用性。从事社会养老服务的人员应当遵循爱岗敬业、诚实守信、办事公道、优质服务的原则，体现行业的价值观，形成良好的企业文化氛围，促进团队建设，提升企业与团队的凝聚力，促进社会和谐进步。

（4）老年照护人员肩负着养老护理的重任。老年照护工作和其他工作一样，都是社会的需要。老年照护的职业道德是基于对老年弱势群体人道关怀的必然要求，也是我国敬老、爱老、助老等传统美德的体现。老年照护是关乎老年人生命支撑与生命价值的重要保障，有着善的伦理必然性。

（二）老年照护人员职业道德规范

（1）履行岗位职责，遵章守法，自律奉献。

（2）服务第一，爱岗敬业，热爱老年照护服务工作，举止端庄，文明礼貌。

（3）养老敬老，以人为本。根据老年人生理、心理、社会方面的需求，为老年人提供优质照护服务。

（4）遵守职业道德，自觉维护老年人的权益，尊重老年人的权利，保护老年人的隐私。

（5）热爱学习，在工作中精益求精，认真学习专业知识与技能，不断提高专业服务能力。

（6）待人友善，对同事坦诚相待、互敬互让、取长补短、助人为乐，具备良好的沟通协调能力。

（7）具备良好的道德情操。不言过其实，不弄虚作假。廉洁奉公、严于律己，不接受老年人及其家属馈赠。

（8）热爱工作。自尊自爱，自信自强，奉献老年照护事业。

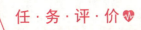

《岗位定位》任务学习自我检测单

姓名：_____ 专业：_____ 班级：_____ 学号：_____

职业定位	什么是老年照护
	初级老年照护人员岗位职业定位
岗位职责	为老年人提供相关生活照护
	配合上一级专业人员为老年人提供照护
	其他工作任务
职业道德	职业道德的内涵和作用
	老年照护人员职业道德

任务二　伦理与法律认知

案例导入

张大爷，75岁，因脑血管意外后遗症于3周前入住某老年公寓。张大爷入住老年公寓后晚上老是不按时睡觉，每晚12点还要看电视、找人聊天，不停呼叫照护人员小李，经常闹到凌晨两三点。小李感觉非常疲惫，于是在张大爷闹了两天后，便强制要求张大爷在规定时间内关灯、关电视睡觉，并对张大爷的呼叫不予理会。

请问：1. 小李的行为是否违反了伦理原则？

　　　2. 小李违反了哪些伦理原则？应该怎样做呢？

任务目标

1. 能识别常见伦理问题并运用伦理风险防范措施，实施照护时没有对老年人肉体和精神造成伤害的行为。

2. 能识别常见老年人权益问题并运用保护措施，实施照护时没有违反相关法律法规。

知识储备

伦理道德和法律法规在老年照护中起到规范照护人员行为的作用。

伦理道德是对人类言论行为的一种规范和约束，要求个体在言行上没有对别人造成肉体与精神伤害，要求合人情、合人理，蕴涵着依照一定原则来规范行为的深刻道理。生命伦理价值、人本主义价值、老年人尊重价值是老年照护行为中以人为本的价值基础和伦理依据，是老年照护行为规范中首要体现的价值；对老年人的支持照护与关怀体现了对老年照护人员的道德义务规范，是对老年人照护的职业伦理要求；老年照护行为必须受敬老爱老、公平正义和弱势群体照护等社会伦理的约束。老年照护行为规范化发展，首先要建立在公正原则、尊重原则、不伤害原则和关爱原则的基本伦理原则上；同时要遵循照护的身心统一整体性、人格无差别的公正性、尊重与爱护的关爱性。

法律法规指中华人民共和国现行有效的法律、行政法规、司法解释、地方性法规、地方规章、部门规章及其他规范性文件，以及对于该等法律法规的不时修改和补充。

一、职业定位

（一）尊重原则

尊重原则是指老年照护人员应当尊重有自主能力的老年人进行自我选择、自由行动或者按照个人意愿自我管理及自我决策的权利和行为。在具体实践活动中，怎样的行为是尊重老年人的自主性等问题成为需要着重考虑的问题。除此之外，尊重原则还包括对老年人知情同意权、隐私权等的尊重。尊重原则是构建与老年人之间和谐关系的基础，也是保障老年人根本权益的必要条件。

(二) 不伤害原则

不伤害指保护老年人在被照护的过程中不受伤害，包括身体伤害（如损伤、残疾和死亡等）、心理伤害（如精神痛苦等）、社会伤害（如经济损失和遭受歧视等）；包括避免或减少实质性伤害；也包括避免或减少伤害的风险，即在照护过程中，应当将风险降到最低程度。

(三) 关爱原则

关爱是一种自然情感，是发自内心的关怀照顾，任何人都需要这种情感。关爱是照护的本质，也是专业核心价值的集中体现，更是受照护者的心理期待。关爱是形成职业道德意识、指导照护行为、修炼道德情操的灵魂，是老年照护伦理原则的核心。照护人员应当不断加强道德修养，培养自觉的伦理关爱。

(四) 公正原则

公正是公平、正直、不偏私、不偏袒。社会公正主要指对一定社会结构与社会关系、社会现象的一种伦理认定和道德评价。其具体表现为对一定社会的性质、制度，以及相应的法律、法规、章程和惯例等的合理性和合理程度的要求和判断，是衡量社会合理性和进步性的一种标志。个人公正，既是个人行为的根本原则，也是个人的优良品德，主要表现在个人在日常生活待人接物中，能以当时社会的法律、规章和惯例等作为自己的标准，并以此规范自己的行为，正直做人，办事公道，保持自己行为的合法性、合理性及正当性。

二、老年照护常见的伦理问题及其防范

(一) 常见问题

在老年照护中，不符合伦理道德的行为主要表现为以下几方面。

(1) 缺乏人文关怀。通常表现为缺乏爱心和耐心。有些老年人个人卫生状况很不理想，尤其是长期卧床的老年人。从职业道德角度来说，照护人员在这种情况下应该关爱老年人，及时帮助老年人清洗以保持良好的卫生状况，整理更换被褥。在违背伦理道德职业行为的情况下，照护人员忽视老年人的卫生状况，甚至置之不理，更有甚者连基本的照护操作都不愿执行，这就是缺乏爱心的表现。缺乏耐心是指照护人员在照护过程中对记忆力减退、听力障碍、行动迟缓的老年人表现出不耐烦情绪与行为。

(2) 忽视心理关怀。老年人由于身体机能的衰退，有其自身特殊的心理特点。尤其在养老机构中，因远离家庭与社会，难以直接感受到家庭的温馨与丰富的社会生活，缺乏亲情的温暖；同时，老年人的风险承受能力下降，情感脆弱，容易感到孤独、寂寞，情绪低落，心理上畏惧疾病，害怕死亡，希望得到周围人和家人的关心。但照护人员忽视老年人心理照护的情况普遍存在，大多数情况下只遵照医嘱对老年人进行疾病、生活的照护，很少注意到老年人心理的变化，很少考虑帮助老年人排解心中的孤独、寂寞。甚至有些照护人员在照护过程中已经发现老年人出现不交流、不进食的状态，却不予理会，未采取措施，只做自己的照护操作。

（3）漠视与不尊重。与缺乏人文关怀及忽视心理关怀相比，漠视和不尊重是更为严重的违背职业道德的表现，严重损害老年人的身心健康，甚至带来严重的后果。

在非语言方面，漠视和不尊重主要体现在照护人员对老年人主观疏离和暴力殴打。有些老年人身边虽然有子女，但因主观或客观原因子女没有尽到照顾义务，机构照护人员会认为老年人的子女连累了自己并增加了自己的工作量，加上老年人会将对子女的不满转移到照护人员身上。在这种状况下，照护人员可能对老年人产生不满情绪。另一方面，部分老年人因社会关系疏离，可能感到孤独、寂寞，希望与照护人员多交谈，而照护人员采取主观疏离、置之不理的行为，即日常所说的"假装看不见、听不见"。对于老年人，特别是失能或失智的老年人，违背伦理道德的照护人员甚至会对其暴力殴打。

在语言方面，漠视和不尊重主要表现为照护人员对老年人恶语相向。有些老年人日常生活的自理能力不足，但是思想意识上不服老，拒绝照护人员帮助，照护过程中出现不良事件，如跌倒、坠床等意外。照护人员对于这种情况极为反感，认为是老年人给自己造成麻烦，需要承担责任，所以在语言上会有不恰当甚至过激的言辞；对于失能的老年人，个人卫生状况较差，照护人员产生嫌弃的心理，有的可能直接对其表达不当言辞。

老年照护过程中，照护人员对老年人的漠视和不尊重不仅造成他们身体的创伤，更造成心理上难以愈合的创伤，甚至让老年人付出生命的代价。这不仅违背职业道德，更是触犯法律。

(二) 防范策略

（1）尊重服务对象的人格，因人而异采取不同的服务方式。在照护服务中，照护人员会接触到一些特殊的老年人，如长期患病老年人、精神疾病老年人等，照护人员在工作中应坚持人道原则行事，有爱心、耐心和同情心，尊重这些特殊老年人，不能因为他们的疾病而损害他们的人格和尊严。

（2）尊重服务对象的权利，充当"儿女角色"。在养老机构这个特定环境中，照护人员更要注意尊重服务对象的权利，保护他们的合法权益不受侵害。

（3）一视同仁，公平公正地对待每一位服务对象。在照护老年人的过程中，照护人员对老年人的家庭背景、社会地位、经济状况等都比较了解。照护人员应当对每一位服务对象都认真负责，恪尽职守，一视同仁，严格按照操作规程和职业伦理道德规范做好各项工作。

（4）有高度的责任心和严格的自律性。高度的责任心体现在对健康人提供精神慰藉，对患者进行心灵安抚，对逝者做好临终关怀和善后处理。由于养老机构中照护的老年人大多是健康人群和失能老人一起的集体生活，照护人员应以集体利益为重，对机构的所有老年人负责。

（5）坚持团结协作精神，开展丰富多彩的活动。在照护工作中，与相关人员建立团结协作关系，照护人员、医技人员应同心协力，树立整体观念，丰富老年人的日常生活。在技术上相互配合，工作上密切合作。

三、老年照护中相关的法律法规文件

近年来，我国老龄事业发展和养老体系建设都取得了长足进步，老年人权益保障体系和老年照护业等方面的法规政策日益完善。老年照护人员需要不断学习并遵守与老年照护服务相关的法律法规、政策规范要求等,才能更好地承担养老照护体系和健康支持体系的双重责任。

(一) 老年照护相关法律

《中华人民共和国老年人权益保障法》

当前,我国以《中华人民共和国宪法》(以下简称《宪法》)为统领,以《中华人民共和国老年人权益保障法》(以下简称《老年人权益保障法》)作为主导的老龄法律制度保障体系已基本形成,包括了法律、行政法、地方性法规、部门规章政策。

《宪法》第四十五条规定:"中华人民共和国公民在年老、疾病或者丧失劳动能力的情况下,有从国家和社会获得物质帮助的权利。国家发展为公民享受这些权利所需要的社会保险、社会救济和医疗卫生事业。"从根本大法上保障了公民的养老权益。

1996年,《老年人权益保障法》发布,该法以《宪法》为依据,是我国第一部保护老年人合法权益和发展老龄事业相结合的法律,后又几次修正。《老年人权益保障法》第一条明确指出"为了保障老年人合法权益,发展老龄事业,弘扬中华民族敬老、养老、助老的美德,根据宪法,制定本法。"

《老年人权益保障法》以法律形式确定了老年人的权益保护,这在保障老年人合法权益、发展老年事业上发挥着重要作用。第三十七条强调在社会服务方面"发展城乡社区养老服务,鼓励、扶持专业服务机构及其他组织和个人,为居家的老年人提供生活照料、紧急救援、医疗护理、精神慰藉、心理咨询等多种形式的服务",第三十九条"鼓励、扶持企业事业单位、社会组织或者个人兴办、运营养老、老年人日间照料、老年文化体育活动等设施",第四十八条"养老机构应当与接受服务的老年人或者其代理人签订服务协议,明确双方的权利、义务。养老机构及其工作人员不得以任何方式侵害老年人的权益"等。照护人员应当熟知老年人权益保障条款,依法履行岗位职责,为实现"老有所养、老有所医、老有所为、老有所学、老有所乐"而努力。

(二) 老年照护相关政策

老年照护人员在从事老年人照护服务中,必须时刻关注和把握老年照护管理与发展的方向和趋势。为切实保障老年人的合法权益,规范和保障老龄产业发展,国家有关部门制定了一系列政策文件、规划与标准。2013年,国务院发布了《关于加快发展养老服务业的若干意见》,2017年印发了《"十三五"国家老龄事业发展和养老体系建设规划》,为完善养老体系进行了顶层的制度设计;民政、卫生健康等行政管理部门先后出台了加快和完善养老服务体系建设的相关规定,如《养老机构设立许可办法》《养老机构管理办法》等,发布了《关于推进医疗卫生与养老服务相结合的指导意见》,制定了《养老机构安全管理》(MZ/T 032—2012)、《老年人能力评估》(MZ/T 039—2013)、《社区老年人日间照料中心设施设备配置》(GB/T 33169—2016)、《社区老年人日间照料中心服务基本要求》(GB/T 33168—2016)等标准。护理人员在照护服务中应当按照国家、行业管理的政策规定落实和推进工作。在需要提供诊疗技术规范规定的护理活动时,护理人员应当严格按照《护士条例》要求,取得护士执业资格证书;在开展专业护理服务中应当遵守《医疗事故处理条例》《中华人民共和国传染病防治法》《医疗废物管理条例》等法律法规,从事专业性护理工作。

四、老年人权益保护中存在的问题及防范策略

(一) 老年人权益保护中存在的主要问题

老年人是国家的财富，也是社会的财富，他们曾经为国家、为社会、为子女奋斗了几十年，步入老年后还发挥着余热，他们的合法权益得到国家的重视与保护，绝大多数赡养人对老年人也尽到了赡养义务，但不尽赡养义务、侵犯老年人合法权益的现象还是时有发生，主要表现在以下几方面。

1. 赡养人意识缺乏

赡养人指老年人的子女及其他依法履行赡养义务的人。一般情况下，赡养人是老年人的子女。《中华人民共和国婚姻法》第二十八条规定，有负担能力的孙子、外孙子女，对于子女已经死亡或子女无力赡养的祖父母、外祖父母，有赡养的义务。本条规定从两个层面明确了赡养人，即通常情况下是子女，特殊情况下是孙子女、外孙子女。《老年人权益保障法》第十四条规定，赡养人应当履行对老年人经济上供养、生活上照料和精神上慰藉的义务，照顾老年人的特殊需要。但是，有些赡养人没有意识到老年人的特点，没有提供生活上的照料，也没有精神上的慰藉，甚至没有经济上的供养，使这部分老年人感到孤独、心灰意冷、丧失对生活的信心。

2. 老年人遭受虐待、遗弃

部分老年人由于各种原因，年轻时未能读书或读书很少，无固定工作，年老时没有独立的经济来源；有些老年人由于子女多，住房紧张，在子女结婚后仍旧住在一起，产生了父母与子女之间、翁婿之间、婆媳之间的矛盾。此时的老年人本身处于劣势，在家中可能受到虐待，个别老年人受不了这份"气"选择离家"出走"，被赡养人遗弃在外。

3. 老年人再婚被干涉

《老年人权益保障法》中的第二十一条明确规定，子女或者其他亲属不得干涉老年人离婚、再婚及婚后的生活。赡养人的赡养义务不因老年人的婚姻关系变化而消除。然而，在现实社会中干涉老年人再婚的情况时有发生。

4. 老年人财产受侵犯

老年人对子女的家庭无不予以支持和关心，但有些子女存在错误的想法，认为父母的房子就是自己的房子，父母的钱就是自己的钱，甚至自己不工作，不仅不能为父母提供经济支持，反而伸手向父母要钱，凡此种种，让老年人的财产受到侵犯。

5. 老年人权益被侵犯不能有效制止

我国高度重视普法工作，但是发展不平衡。老年人及其家庭成员法律意识不强，老年人权益被侵犯还认为是"家务事"，外人无权干涉。而向社会宣传相关法律知识、组织老年人维权的宣传力度不够，长此以往，老年人权益受到侵犯不能得到有效制止。

(二) 防范策略

(1) 加大宣传力度，树立维权意识。

(2) 管理部门制定相关的社会福利政策、法规和规章制度。应当在完善相关法律法规的同时，也制定相应的社会福利机构规划，使社会福利机构和社会福利事业发展跟上社会

老龄化的进程。

（3）建立制度标准，确保机构规范运营。建立健全老年照护相关法律法规，及机构准入、退出、监督管理制度，规范养老服务市场行为。出台并完善老年照护相关服务标准、设施标准和管理规范。

（4）法律服务进机构，为老年人权益维护提供切实保障。通过接纳法律专业学生作为志愿者，在各类老年照护机构开展法律服务。一方面，为大学生创造一个锻炼自我、提升自我的实践机会；另一方面，老年人、机构服务人员也能得到法律服务。机构也可以与当地司法行政部门共同设立"法律服务室"，律师、公证员等法律服务人员定期入驻，为老年人分析和解答生活中遇到的法律方面的问题，特别是为需要法律服务的老年人提供法律援助，维护老年人的合法权益。

（5）建立老年人权益维护机制，将相关法律法规内容纳入岗位职业能力提升培训中。

《伦理与法律认知》任务学习自我检测单

姓名：_____ 专业：_____ 班级：_____ 学号：_____

应遵循的伦理学原则	尊重原则 不伤害原则 关爱原则 公正原则	
常见伦理问题及防范	常见问题	
	防范策略	
相关法律法规文件	相关法律	
	相关政策	
存在的问题及处理策略	存在的主要问题	
	处理策略	

任务三 素质要求认知

案例导入

王大妈，72岁，退休教师，独居，身体状况欠佳。儿子因工作忙碌无法兼顾照顾其生活，遂与王大妈协商，把王大妈送到某康养中心，由照护人员小杨负责协助王大妈的日常生活。小杨平常喜欢画烟熏妆，穿超短裙，甚至踏着8cm以上的高跟鞋，有时工作服也不及时清洗，有污渍也不及时更换、清洗，与老年人交流不多，也不喜欢听他们唠叨。王大妈爱干净，喜欢与人聊天，但是思想比较传统，看不习惯的行为就会说小杨，并要求小杨注意着装及多陪老人们聊天。一天，王大妈又说小杨不该涂大红色口红和浓黑眼影，还穿超短裙、工作服上的污渍也没有洗掉。小杨很不喜欢王大妈老是说她，就生气地对王大妈说："你管这么多干什么，又不是我什么人，我能照顾你就算不错了！"王大妈气得饭都吃不下，直流眼泪，小杨也不理她。护理组长通过了解情况后，与小杨进行了深入的交谈并对其进行了严肃批评，小杨也认识到自己的错误并表示坚决改正。

请问：1. 照护人员小杨的哪些行为不符合照护人员礼仪？
　　　2. 小杨在与王大妈沟通的过程中有无不当？

任务目标

1. 能按照卫生、着装礼仪和常规礼仪进行自我管理，得到老年人认同。
2. 能运用沟通的常见方法，与老年人进行友好交流。

知识储备

老年照护人员不仅直接承担着老年人的生活照料和基础护理，也肩负着国家、社会对老年人的关怀，为圆满完成这一重任和使命，老年照护人员必须了解自己的职业性质、服务礼仪及个人防护等知识。

一、照护礼仪

老年照护工作和其他服务行业一样，在工作中需要建立和谐的人际关系，提高服务水平。这就要求老年照护人员不断提高自身素质，掌握基本礼仪，包括工作礼仪、着装礼仪、语言礼仪、卫生礼仪、行为礼仪等，并有良好的工作态度。规范到位的文明服务既是尊重别人，也是赢得他人尊重的基础。

（一）老年照护人员的卫生要求

（1）生活卫生。老年照护人员要有良好的日常卫生习惯，每天刷牙，经常沐浴，保持口腔、身体没有异味。

（2）头发卫生。老年照护人员的头发要保持干净，刘海不过眉，长发不过肩。头发较长者，应当用头花束在脑后，防止头发、头屑掉在老年人的饭菜上。

（3）面部卫生。老年照护人员要保持面部洁净，精神状况良好，口、鼻、眼有分泌物应及时清洁，可以化淡妆，禁浓妆艳抹。

（4）手卫生。科学的洗手法能有效预防肠道传染病的传播。老年照护人员应当用"七步洗手法"清洗双手（见图1-3-1）。操作完毕及时洗手：照护老年人后要洗手；整理老年人用品后要洗手；饭前、便后要洗手；清理便器后要洗手。指甲应及时修剪，防止在护理老年人过程中因指甲过长划伤老年人皮肤，不涂指甲油，指甲下不存污垢。

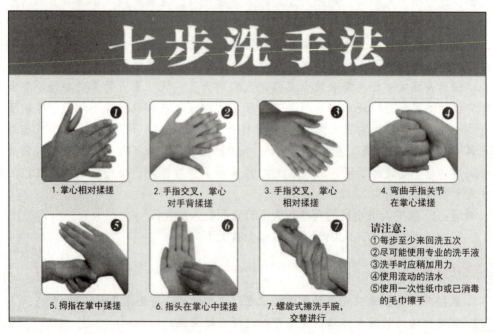

图1-3-1　七步洗手法

（5）其他卫生。老年照护人员应当注意自身的卫生，勤换洗内衣、内裤，保持清洁。女性应注意经期卫生，避免感染和异味。

（二）老年照护人员的着装要求

（1）干净整齐。老年照护人员着装应当干净整洁，朴素大方，领口、袖口简单利落，扣子整齐不缺，裤脚应在鞋跟以上平脚面处。

（2）色彩淡雅。老年照护人员衣着颜色要淡雅，衣服裤子搭配合理，忌大红、大紫等，忌黑色。围裙、套袖要相配。

（3）协调得体。老年照护人员的工作装要大方、合体，不能过长、过大，也不能过短、过紧。女士着装忌短、忌露、忌透。夏季穿裙装时长度应在膝盖以下，忌只穿内衣、睡衣和短裤进行工作。

（4）鞋袜轻便。老年照护人员应当着轻便的软底鞋，袜子与肤色相近。不宜穿拖鞋、凉鞋或靴子，更不宜光脚。

（5）饰物点缀。佩戴适宜的饰品能给女士增添色彩，老年照护人员可以点缀一些简洁不造成伤害的布艺饰品，但工作时间禁戴戒指。

(三) 老年照护人员工作礼仪

1. 老年照护人员服务态度

(1) 主动热情。老年照护人员主动与老年人、家属或来访者打招呼，微笑着询问："您需要我帮助吗？""您好！"等，必要时可以行15°鞠躬礼表示尊重。

(2) 文明礼貌。老年照护人员要讲普通话，使用文明礼貌用语，如"您好""请""谢谢""对不起""没关系""请原谅"等，有微笑的面容、真诚的眼神、优雅的肢体语言，不讲粗话，不骂人，不大声喧哗，不随意吐痰，不乱发脾气。

(3) 耐心细致。老年照护人员应急老年人之所急，想老年人之所想，耐心地为老年人解释，细心观察，及时发现老年人没注意到的问题，为老年人解决所关心的问题，让老年人及其家属体会到老年照护人员的爱心。

(4) 尊重老年人和家属。老年照护人员要尊重老年人和家属。具体表现在对老年人健康状况的熟悉和了解上，表现在对老年人及家属的关心和体贴上，表现在微笑和善解人意的服务上。经常换位思考，"假如我也躺在这张床上""假如我老了，也需要别人照顾""我希望老年照护人员怎样对待我"等。

文明服务带来理解与尊重，也是表达尊重的最好方式。让老年人和家属感受到老年照护人员的礼遇，老年照护人员才可能赢得他们的尊重，让老年照护工作顺利进行。

2. 老年照护人员语言礼仪

交谈礼仪是表现文明礼貌的重要方面，老年照护人员与老年人和家属交谈时要态度诚恳，谦虚亲切，语音、语调适合，语速适中，避谈隐私，不言人恶。遇到矛盾，不急不躁，不愠不火，不推卸责任。与其"理直气壮"，不如"理直气柔"更容易得到人们的喜爱。

3. 老年照护人员行为礼仪

(1) 姿势。老年照护人员面对老年人、家属或来访者时，应当使用恰当的肢体语言，如微笑、鞠躬、握手、招手、鼓掌、右行礼让等。交谈时正视对方，认真倾听，不读书看报、挖耳朵、抠鼻子、剪指甲、上下抓挠、左右摇摆、东张西望。

(2) 站姿。老年照护人员站立时，身体应与地面垂直，重心放在两个前脚掌上，收腹、挺胸、抬头，两肩放松，双腿并拢，双臂自然下垂或交叉于体前，眼睛平视前方，面带微笑，不歪脖、不扭腰、不屈腿等（见图1-3-2）。

(3) 坐姿。与老年人谈话时，入座时轻柔和缓，起座时稳重端庄。不要随便坐老年人的床铺，不要斜靠在老年人床头被子上，不跷二郎腿或抖腿。（见图1-3-3）

(4) 走姿。老年照护人员行走时要轻稳，抬头挺胸，双肩放松，两眼平视，面带微笑，自然摆臂（见图1-3-4）。为老年人端饭菜、端饮料等要屈肘，双手将物品平端在胸前稳步前行。不低头含胸、左摇右晃、脚掌拖地。遇到紧急情况时，要保持镇定小步快走，不要大步流星地快跑，避免制造紧张气氛。

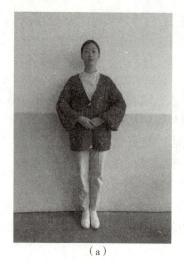
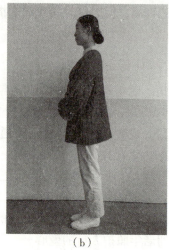

(a)   (b)

图 1-3-2　站姿

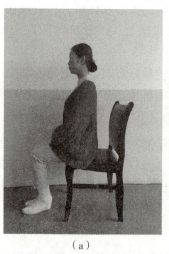
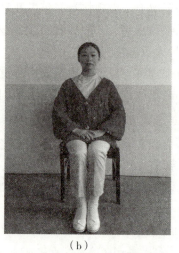

(a)   (b)

图 1-3-3　坐姿

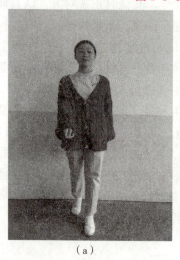
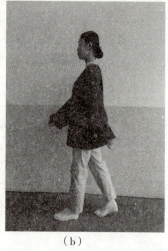

(a)   (b)

图 1-3-4　走姿

二、照护沟通

沟通是向老年人袒露心声、表达态度、交换观念的重要手段，也是与老年人建立良好关系的桥梁。要做到有效沟通，老年照护人员不仅要掌握沟通的知识和技巧，也要具备良好的专业素养和工作态度。老年照护人员要不断强化与老年人沟通的能力，提高照护工作效率，促进老年人身心健康。

（一）沟通与交流的技巧

1. 言语恰当

与老年人交谈时，应语速适中、语言简洁明了、语调柔和，内容通俗易懂，让老年人易于理解，要使用尊称，如大爷、婆婆、阿姨、叔叔、伯父、伯母等。充分尊重是与老年人良好沟通的前提，态度要亲切和蔼，才会被老年人接纳认可。在交谈中，应当结合老年人的心理特点，避免令人情绪低落的负面话题，多使用正向积极的话语，给予老年人肯定和支持。

2. 善于倾听

在与老年人谈话时，要用心倾听并积极回应，创造一个让老年人感到轻松舒适的氛围，才可能让老年人敞开心扉，将其担忧的事情和内心想法都说出来。不要随意打断或插话，如"你别说了""我都听你讲了好几遍了""说点别的吧"等语言，容易挫伤老年人交谈的积极性，是照护人员的禁忌语言。照护人员要细心观察老年人的非语言行为，如面部表情、手势、神态等，这些往往是老年人真实情感的流露，照护人员要读懂其弦外之音，了解其真实的想法。

3. 核实总结

与老年人交流过程中，对重点内容应当重复，与老年人进行确认，确保理解老人的话语，避免发生误会。没有听清或不明白的事情，应当及时与老年人核实，不要按照自己理解的意思去做。交谈结束时，应当就交流的事情进行总结，得到老年人的确认。

4. 引导交谈

良好的开端是成功的一半，交谈也不例外。开场白是交谈成功与否的关键，特别是对少言寡语的老年人，应当有同理心，面带微笑，以和蔼、关心或赞美的态度打开局面。当老年人交谈偏离话题时，婉转地转变话题，切忌过于粗暴、急切的转移话题或阻止老年人。交谈结束时，可以从体贴老年人的角度结束话题，如用"您累了吧，咱们休息一下，以后再说好吗"这样的方式结束交谈，不要匆忙的结束。

5. 把握交谈的时间和节奏

交谈应当选择合适的时间，避免在吃饭或休息时交谈，每次交谈的时间以不引起老年人身体劳累为宜。老年人由于生理机能衰退，反应较慢，交谈的节奏不宜过快。

6. 适当的非语言行为

适当的非语言行为能增进照护人员与老年人之间的感情，如握握手、拍拍肩、拥抱一下。握握手会让老年人觉得照护人员态度亲切；拍拍肩使老年人有一种和照护人员亲近默契的感觉；拥抱为老年人带来被关爱的感觉。这些肢体语言有助于照护工作顺利进行，让老年人感受到照护人员的爱和关怀。

（二）沟通过程中的注意事项

1. 注意沟通的方式

老年人大多喜欢回忆过去，用过往的事情来填充目前的精神生活。因此，沟通可以用聊天的方式先让老年人谈自己喜欢的话题，增强彼此的好感与信任感，继而关心现在的切身问题，如是否遇到不开心的事情，身体有没有不舒服等。

2. 因人而异的沟通技巧

老年人的生理、心理、社会文化背景特征不同，其沟通需求和沟通方式也不同。因此，有效的沟通方式必须与老年人的性格特点相配合。

（1）对固执、墨守成规的老年人。与这类性格的老年人谈话时，要注意多倾听他们的意见，不要与他们争吵，也不要强迫他们接受意见，要循循善诱，由老人自己选择对自己有利的决定。

（2）对自爱、寻求关心的老年人。这样的老年人可能会诉苦或埋怨，寻求关心与关照，可以在可能的范围内，满足其自爱心理，给予夸奖，多说说他们的好话，他们更有可能改变态度，与照护人员建立关系。

（3）对多疑、不易信任他人的老年人。这一类型的老年人，照护人员要坦诚相待，让他们感到照护人员是在为他们着想，是站在他们的立场提出建议或提供帮助。他们一旦接受了该照护人员，就容易沟通。

3. 善于调动潜能

很多老年人虽然年纪大了，躯体与精神上的功能会降低，但身体还很健康，精力充沛。对待这样的老年人，应根据其经历与性格特点给予支持与鼓励，发挥潜力，适应困难，恢复活力。

4. 加强自身修养，利用环境与社会资源

照护人员应不断加强自身文化、道德修养及专业素养，更多地了解社会上各种服务老年人的社会资源信息，适时提供给老年人，使服务更加专业化、系统化。例如，照护人员知晓哪里开办面向老年人的活动，提供给老年人信息并鼓励他们参与，培养其更多兴趣爱好；照护人员用专业知识指导老年人如何与同龄老年人相处，维持一定的人际交往等。

（三）沟通交流的禁忌语言

1. 禁忌话题

（1）令人反感的话题。引起老年人悲伤的话题尽量不要提起，如亲人去世、家庭矛盾、伦理道德的问题等。

（2）涉及个人隐私。如收入、婚恋、经历或生理缺陷等。

（3）捉弄老年人的话题。不要说伤害老年人的话，用老年人的缺陷开玩笑等。

2. 禁用语气

（1）质问式。给老年人一种受到训斥的感觉，老年人会出现抵触情绪，导致交谈失败。

（2）命令式。使老年人感到不被尊重，是非常不礼貌的行为。

3. 禁用语言

一忌伤害性的语言；二忌不文明的语言，不要讲脏话粗话；三忌过激的语言，不能图一时痛快而说话不讲分寸，不要说气话，有情绪时一定要及时疏导，调整心态。

任·务·评·价

《素质要求认知》任务学习自我检测单

姓名：_____ 专业：_____ 班级：_____ 学号：_____

照护礼仪	卫生要求	
	着装要求	
	工作礼仪	
照护沟通	沟通技巧	
	沟通过程中的注意事项	
	沟通交流的语言禁忌	

项目二

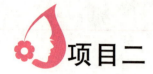

安全防护

【项目目标】

1. 掌握安全第一的职业理念，积极预防老年人的安全意外，能清楚了解自身的职业特点并能积极应对。

2. 熟悉老年人常见的安全风险因素并能掌握安全防护常见方法；掌握职业防护方法和职业压力应对方法。

3. 了解老年人安全防护基本规范及老年人常见安全意外的原因和防护措施；了解职业防护知识和压力应对知识。

【项目概述】

老年人随着年龄的增加，其生理功能逐渐衰退且部分处于疾病状态，相对其他人群来说更容易发生跌倒、坠床、噎食和烫伤等安全问题。养老机构是老年人聚集的场所，老年照护人员应严格遵守安全防护基本规范，并能识别安全问题的危险因素，做到预防为主。老年照护人员也面临着各种职业压力和职业风险，应关注、爱护自己的健康；同时，养老机构管理者也应重视照护人员的职业防护。

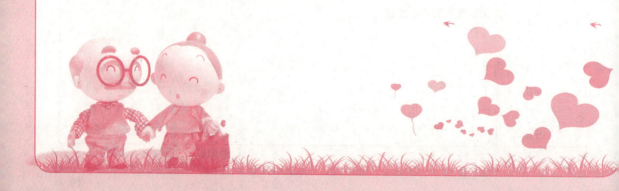

任务一　安全防护运用

案例导入

张婆婆，85岁，长期患有偏头痛，入住某养老机构。张婆婆平日身体硬朗，生活基本能自理。晚上睡觉前她感觉头痛难受，想吃止痛药，但未找到照护人员小王。于是张婆婆自行找到自备的止痛药，因她觉得痛得难受，就多吃了一片。吃完药1h左右，张婆婆感觉胃痛难忍，就起来找照护人员小王，因走廊地板有水，不慎跌倒，导致腕部骨折。张婆婆在医院住院20天后，她的家人将伤情好转的老人送回养老机构。他们认为照护人员照护不当，医院安全防护不到位，要求养老机构给予合理解释和赔偿，同时提出更换照护人员和加强对老人的安全保护。

请问：在照护过程中如何防范老人发生安全事故？

任务目标

1. 照护人员掌握老年人常见安全风险。
2. 照护人员能运用安全防护基本规范和常见方法。

知识储备

一、安全防护基本规范

（一）增强法制观念，实施规范管理

由于养老行业具有其特殊性，所以对养老机构而言，必须认真学习领会国家颁布的各项法律法规，才能规避其服务的风险。

（二）加强内部管理，完善各种规章制度

养老机构意外风险防范的重要保证是养老机构必须要加强内部管理，完善各项规章制度，做好规范的管理。坚持以安全第一、预防为主的方针，做好安全教育和自我防范，对已经发现的安全隐患，要逐步逐项落实整改措施，切实把各种可能会出现的安全隐患消灭在萌芽状态。

1. 加强隐患排查，积极预防意外发生

(1) 加强对生活用火的严格管理。
(2) 加强老年人个人管理。
(3) 认真做好食品卫生管理。
(4) 认真排查老年人居住环境的用电安全和火灾隐患。
(5) 认真落实好卫生安全措施。

(6) 定期对老年人居室进行全面隐患排查和修缮。
(7) 严禁组织老年人在水边、公路上游玩及活动。

2. 制定完整的意外防范预案

对于跌倒、坠床、走失、水火安全等意外事故，防患于未然，必须严格制定意外防范预案。完整的防范预案制定应该包括三个步骤：事故发生前的预防、事故发生时的措施和事故发生后的总结。

3. 员工管理

（1）加强素质教育，坚持"以人为本"的服务理念，使老年人得到全面的照护。
（2）加强巡视，让喜欢活动的老年人在自己的工作视线范围内活动。
（3）提高照护技能，制定完整的易走失老年人的管理办法并严格实施到位。
（4）发挥团队协作精神，共同关心、参与和管理。
（5）老年照护人员应遵守的安全防护基本规范有：①坚持安全第一、预防为主；②严格遵守安全管理制度；③遵守用电安全规定；④加强生活用火管理；⑤加强食品卫生；⑥加强环境清洁卫生；⑦配合防暑降温、防汛；⑧接受安全培训，保证老年人生命安全；⑨严禁私自组织老年人外出；⑩发现安全隐患及时报告。

二、常见意外的安全防护

（一）预防跌倒

老年人跌倒，易造成软组织挫伤和外伤出血，严重的可以造成骨折。多发于行动不便但尚未完全失去行走能力的老年人和患有阿尔茨海默病的老年人。世界卫生组织的统计数据指出，跌倒是老年人慢性致残的主要原因之一。

1. 常见原因

（1）身体衰老，机能下降，运动能力下降，肢体协调性不好。
（2）疾病因素，如脑血管、心血管疾病可导致头晕，周围神经、血管或骨骼、肌肉的疾病导致运动协调能力下降。
（3）药物影响，很多老年人多是带病生存，长期服用某些药物，如降压药、降糖药易引起低血压和低血糖，导致老年人跌倒。
（4）环境因素，如地板湿、滑、不平整、台阶太高等，都会增加老年人跌倒的风险。

2. 预防措施

（1）选择合适的衣服和鞋子。老年人应该穿着合体、略宽松、具有弹性的衣服，合脚、轻便、穿脱方便的鞋子，以便于老年人活动。
（2）创造适宜的生活环境。养老机构的地板要防滑，并且平整，减少不必要的台阶。进行地面清洁期间最好禁止老年人进入湿滑地面区域活动。
（3）进行行走训练。对于具有一定行走能力的老年人应指导其正确使用辅助器，并加强行走训练，保证其运动功能不再减退，甚至有所提升。
（4）加强陪伴看护。

（二）预防坠床

坠床多发于有意识障碍、行动不便但尚未完全卧床或完全卧床的老年人。造成老年人外伤和骨折的原因中，最高发的就是坠床。

1. 常见原因

（1）照护不当。照护过程中，因翻身不当造成坠床。

（2）存在意识障碍的老年人。因躁动不安，在自主或不自主的活动中导致坠床。

2. 预防措施

（1）加强防范。对于意识障碍的老年人一定要加高床挡（见图 2-1-1），必要时可采取适当的约束带进行约束。

（2）勤巡视。增加巡视频率，加大看护的力度，活动能力不佳的老年人在进行活动时应尽量在其身旁陪伴。

（3）加强协作，正确照护。

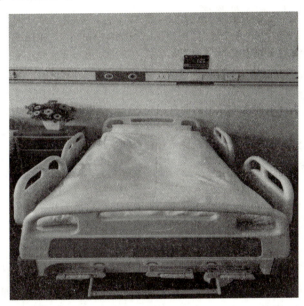

图 2-1-1　床挡

（三）预防噎食或呛食

噎食或呛食多发于有吞咽功能障碍的老年人。

1. 常见原因

（1）脑血管病变使老年人吞咽肌群不协调，造成吞咽动作不协调。

（2）身体机能减退引起的神经反射活动衰退，咀嚼功能不良，消化功能降低，唾液分泌减少，从而引起吞咽障碍。

（3）进食时情绪激动，引起食管痉挛。

（4）进食大块食物时未经嚼碎就吞咽。

（5）进食过快。

（6）体位不当，平躺坐位或者半坐卧位时头位太低。

2. 预防措施

（1）喂水、喂饭时应稳定老年人情绪，情绪不稳定时不宜喂食。

（2）采取合适的体位进行喂食，尽量采取坐位或半坐卧位为老年人喂水、喂饭。

（3）减慢进餐的速度，老年人咀嚼吞咽功能减弱，应根据老年人情况放慢喂食的速度。

（4）注意选择适合老年人的食物形态，食物应软烂且汁液不要太多；喂水时可选择吸管喂水或者小汤勺少量多次喂入。

（5）适当的饮水，促进唾液的分泌。

（6）适当进行口腔体操和饭前准备活动。

（四）预防烫伤

烫伤多发于因皮肤老化而感觉迟钝的老年人。

1. 常见原因

（1）机体机能减退，耐热性降低。

（2）为老年人用热水袋或暖宝宝取暖时，长时间放于一个部位，使局部持续受热。

（3）为老年人洗浴时水温过高。

（4）老年人躺在床上吸烟，引燃被褥等。

（5）因老年人活动不便打翻热水或热饭。

2. 预防措施

（1）取暖时应控制好温度。

（2）应加强看护，尤其对热水、热食物、易燃物品等要加强管理，注意防止意外事件的发生。

（五）预防走失

1. 常见原因

（1）老年人与家人、其他同住老年人、照护人员发生矛盾，赌气出走。

（2）阿尔茨海默病等疾病原因，是导致老年人记忆力减退的主要原因。尤其是近期记忆明显减退，常常无法辨认时间、地点、人物，其定向力发生障碍，出现判断错误，迷失方向导致走失等。

2. 预防措施

（1）对老年人进行康复锻炼，给老年人安排适当的活动、治疗作业、智力康复和自理能力等训练，循序渐进，持之以恒。

（2）加强照护工作，配备适当的仪器防止老年人走失。

（3）易走失老年人可佩戴联系卡片或爱心手环，注明老年人姓名、居住地、家人联系方式等，便于走失时接受他人的救助，与家人或看护人员联系，安全返回。

（4）在老年人房间门口做容易记忆、特殊的标识，利于老年人辨认。带着老年人反复熟悉周围环境，强化记忆。

（5）一旦发现老人走失应尽快报告上级，以便组织人寻找并及时报警。

任·务·评·价

《安全防护运用》任务学习自我检测单

姓名：_____　专业：_____　班级：_____　学号：_____

安全防护基本规范	增强法制观念，实施规范管理
	加强内部管理，完善各种规章制度
常见意外的安全防护	预防跌倒
	预防坠床
	预防噎食或呛食
	预防烫伤
	预防走失

项目二　安全防护

任务二　职业防护与压力应对

案例导入

韩伯伯，73岁，因脑出血后遗症，生活完全不能自理。照护人员小欧尽职尽责，每天都给韩伯伯喂水喂饭、擦洗身体、翻身、更衣、处理大小便，还陪他聊天，把韩伯伯用轮椅推到院子里晒太阳、散心。由于工作辛苦，小欧经常累得腰酸背痛，回家就想睡觉，家人对她的工作也不理解，觉得没有面子，更不愿跟别人提起她的工作。韩伯伯某天晚上吃了点其儿子带来的芒果，第二天早上韩伯伯的口唇周围红肿，而且身上出现很多小红点。韩伯伯把有的地方皮肤挠伤了，并且显得很烦躁。其女儿到来后未弄清原委就找小欧讨要说法，差点发生冲突，小欧觉得自己很委屈。

请问：1. 照护人员如何防范职业风险？
　　　2. 照护人员如何缓解职业压力？

任务目标

1. 能识别老年照护人员的职业风险和常见压力。
2. 能运用职业风险预防、排解和处理职业压力。

知识储备

职业防护是近年来医疗护理人员特别是照护人员越来越关注的问题。养老机构的管理者应高度重视照护人员的职业防护，设立职业暴露及防护管理组织，制定职业防护和管理制度，制定职业暴露后的处理报告制度，以便照护人员发生职业暴露后得到及时有效的处理，避免其身体受到不应有的损伤。

一、职业风险及防护

（一）职业防护

职业防护是指对有可能造成机体损伤的各种职业性的有害因素，应采取有效措施，以避免职业性危害的发生，或将损伤程度降到最低。工作者在不同的工作环境中，可能会接触到不同职业带来的职业损伤因素，为避免或减少这些因素对健康的损伤，提高工作者的职业生命质量，最根本的方法是加强职业防护。

（二）职业风险种类及防护方法

1. 体力操作风险

体力操作风险，包括搬运重物、长期站立等所致伤害。最常见的是职业性腰背痛、肌肉拉伤等，主要症状为腰背部疼痛、拉伤处肌肉疼痛，多因不良的工作姿势引起，如远离身体躯干拿取或操纵重物、超负荷的推拉重物、搬运重物的水平距离过长等。

处理方法：运用人体力学原理指导工作。正确的姿势可减轻自身肌肉紧张及疲劳，有利于维持人体正常的生理功能，并且只需要消耗较少的能量，提高工作效率。例如，在搬运重物时，要保持较大的支撑面，可以将两足部分开10～15cm的距离，来维持身体的平衡，使身体的重心恒定并将重量均匀分布；在移动物品时，能拉动的不要选择推，能推动的不要单手提；当拉动和移动重物或老年人时，尽量使身体挺直在支撑面上，双下肢左右或前后分开，而不要离开或抬起支撑面；尽量用全身转动，避免用躯干转动，以免不均等的肌肉张力造成正常的重力线的改变；重视使用搬运患者的机械设备，使用劳动保护用品，提高自我保健意识。

2. 工作场所暴力风险

有些老年人因疾病原因情绪不稳定、暴躁，存在沟通困难，部分老年人的家属对老年人疾病没有足够的思想准备或没有很好的应对措施，不能很好地理解和信任照护人员，以致因一些小事与照护人员发生摩擦或争执。另外，有的照护人员与老年人及其家属的交流沟通技巧欠缺、语言或行为与工作场所不协调，或者照护能力不过硬，也易引起双方争执。

处理方法：照护患有心理障碍或阿尔茨海默病的老年人时，首先应对其做好评估，加强防范，避免照护者受到伤害。发现老年人有打人或摔东西的现象时，不要在老年人房间存放玻璃制品、热水瓶、金属制品、棍棒等容易造成自我损伤或他人损伤的物品。观察老年人情绪，尽量避免激惹对方，若老年人存在异常烦躁的情况，可以暂时停止服务，立即报告医生进行处理，待老年人情绪稳定后再继续完成照护工作。一旦与老年人的家属发生冲突，照护人员要沉着冷静应对，不要与家属争吵，更不要与家属有肢体接触，应尽快报告有关负责人进行处理。

3. 感染风险

生物因素是引起医疗、养老机构感染的主要原因之一，主要包括乙型肝炎病毒、丙型肝炎病毒、艾滋病、梅毒、柯萨奇病毒，以及流感和变异冠状病毒、支原体病毒等。体液含病毒浓度由高到低依次为血液、伤口分泌物、精液、阴道分泌物等，经常接触患者血液和体液及各种分泌物的照护人员被感染的危险性较大。

处理方法：老年照护人员应采取必要的预防措施，进行免疫接种，增强体质。同时，操作前后应洗手，提倡使用一次性口罩，在接触血液、体液或污染物时，要戴手套进行操作，减少皮肤接触，加强防护（见图2-2-1）。

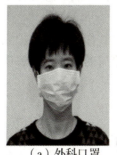 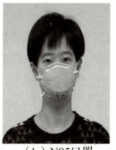

（a）外科口罩　（b）N95口罩

图2-2-1　戴好口罩

4. 心理风险

从事老年照护工作的人员大部分为中年女性并且多数处于围绝经期阶段，除生理变化，如激素水平下降所致内分泌紊乱、睡眠不良、腰酸背痛等，还有因年龄增长以及接近更年期导致记忆力减弱、情绪不稳定等心理特点，个人角色与社会角色相冲突，从而加重工作的压力。老年照护人员作为主要照护工作者，经常面对的是半失能、失能、临终的老年人，工作琐碎而繁重，容易身心疲惫，产生一定的心理倦怠。

处理方法：老年照护人员应端正自己的态度，正确认识衰老、疾病和死亡，树立正确的人生观，正确排解不良情绪，适应不同环境的角色转换。

二、职业压力与应对

（一）职业压力

压力是个体对刺激产生的一种心理与生理上的综合感受。任何需要耗费精力、时间去处理的事件都可能是潜在的压力源。老年照护人员承受的压力已成为一种职业性危害，其经常感到身心疲劳、缺乏理解和尊重、认为无发展前途、职业满意度低、离职意愿强烈等。

（二）老年照护人员常见压力及应对

1. 来自老年人的压力

需要老年照护人员照顾的老年人，大多数高龄、失能、失智、长期卧床、慢性病缠身、生活不能自理，每天面对翻身、换尿布、更衣、喂水喂饭、擦屎接尿；每天面对阿尔茨海默病老年人的行为异常、认知缺乏；每天面对衰老、疾病和死亡，照护人员承受着心理和体力的双重压力。

处理方法：正确看待和认识衰老、疾病和死亡。生老病死是不可抗拒的自然规律，作为老年照护人员，应端正自己的态度。家家有老年人，人人都会老，关心今天的老年人，等于关心明天的自己。正确认识衰老、疾病和死亡是老年照护人员缓解压力、做好照护工作的重要前提。

2. 来自老年人家属的压力

面对个别家属的傲慢无礼、吹毛求疵、盛气凌人、无休止地挑剔，为了避免矛盾激化，照护人员经常需要委曲求全、敬而远之。而家属的恶劣态度则进一步增加了老年照护人员的心理压力。

处理方法：正确认识与家属合作的重要性。作为老年照护人员，首先，要多谅解家属的难处，给家属以真诚的帮助。其次，争取家属的合作是排解压力、做好照护工作的重要条件。

3. 来自老年照护人员家庭以及社会的压力

老年照护人员的家庭成员对老年照护工作不理解、不认同，认为从事的是伺候人的工作，感觉很没有面子；同时，受传统观念的影响，社会对老年照护工作的偏见常常给老年照护人员带来更大的压力。

处理方法：正确认识老年照护工作的意义。我国目前正处于人口老龄化加速发展的时期，老龄化问题作为关系国计民生的重大问题，已渗透到我国社会生活和经济发展的各个领域。日益严峻的人口老龄化形势，生活不能自理老年人的长期照护问题，成为涉及千家万户和亿万老年人的最现实、最突出的重大民生问题。作为老年照护人员，是在"帮天下儿女尽孝，替世上父母解难，为党和政府分忧"。老年照护人员能认识到自己的工作光荣，是解除压力，做好老年照护工作的基础。

《职业防护与压力应对》任务学习自我检测单

姓名：_____ 专业：_____ 班级：_____ 学号：_____

职业风险及防护	职业防护的概念
	职业风险种类及防护方法
职业压力与应对	什么是职业压力
	常见的压力及应对

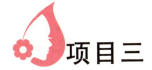

项目三

饮食照护

【项目目标】

1. 具有吃苦耐劳的精神，在对老年人实施饮食照护中责任心强，富有爱心和耐心，工作细心。
2. 能对老年人开展进水及进食工作，并能为老年人开展鼻饲特殊饮食喂食。
3. 能详述老年人进食、进水及鼻饲喂养的方法、观察要点及注意事项。会描述老年人饮食的种类、进水的种类、常用鼻饲饮食。

【项目概述】

饮食与营养是生命活动的基石，也是恢复人体健康的重要手段。随着老年人身体机能的进一步退化，生活照护能力也必然明显下降，生活照护工作成为老年照护的基本工作，饮食及营养照护工作显得非常重要，在饮食照护中除了兼顾色香味之外，还应注意根据老年人的具体情况，观察饮食中的注意要点，及时发现异常情况并立即报告及处理，健康安全地帮助老年人进水、进食，以及特殊饮食的喂食等，避免意外的发生。

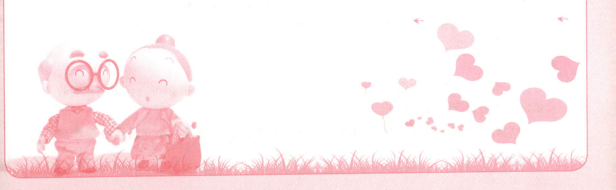

任务一　进水帮助

案例导入

张大伯，60岁，原发性高血压病史20年。1年前张大伯因摔伤发生脑出血，手术治疗后留下后遗症，目前神志清楚，肢体运动欠佳，语言表达障碍，生活基本不能自理，需长期卧床静养，平时生活需要依靠照护人员帮助。一天，照护人员小李按照张大伯的习惯饭后帮助其进水。

请问：1. 照护员小李应该选择什么方法帮张大伯进水？
　　　2. 照护员小李如何协助张大伯正确喝水？

任务目标

1. 张大伯理解并愿意配合进水。
2. 张大伯完成进水，对水分的需求得到满足。
3. 张大伯进水过程顺利，未出现呛咳等现象。

 知识储备

随着老年人机体老化，心肾功能下降，机体调节功能降低，易发生脱水。此外，由于担心尿多或喝水行动不便，老年人不愿喝水，更容易发生脱水。所以，照护人员要关注老年人摄入水的情况，经常向老年人讲述喝水的重要性，督促、鼓励老年人少量多次喝水，以满足生理需要。

一、老年人进水分类

水是维持人体正常生理活动的重要物质，占人体重量的60%~70%。水的来源主要通过饮水、饮食和体内代谢生成。水主要通过消化道（粪便）、呼吸道、皮肤（汗液）和泌尿系统（尿液）排出体外。

（1）白开水。喝白开水是老年人最适合的补水途径之一。保持规律的饮水习惯，可以稀释血液、促进血液循环，减少血栓发生，有效预防心脑血管疾病。

（2）豆浆。豆浆是一种老少皆宜的营养食品。豆浆中不仅含有大量植物蛋白、纤维素，也富含钙、钾、B族维生素及烟酸，长期摄入可以强身健体，还可以预防糖尿病、高血压等疾病。

（3）酸奶。酸奶富含蛋白质、益生菌及各种微量元素。喝酸奶可以促进消化吸收，补充蛋白，还可以有预防高血压、高血脂，降低大肠癌的发生率。

（4）鲜榨果汁。老年人适量摄入果汁可以助消化、润肠道，补充膳食中营养成分的不足。

（5）绿茶。绿茶具有延缓衰老、抑制心血管疾病、预防和抗癌、醒脑提神的作用。

二、老年人进水观察

（1）进水的总量。老年人每日饮水量为 2 000~2 500ml（不包括进食中的水），平均以 1 500ml 左右为宜。

（2）进水的温度。老年人喝水的温度以温热不烫嘴为宜，不要过热或过凉。

（3）进水的时间。老年人可根据自身的情况，日间进取足够的水分，晚上 7 点后应尽量不喝水，以免夜尿增多影响睡眠。

三、识别异常情况并报告

老年人常因各种疾病，如脑血管疾病、食管癌等，出现吞咽问题，喝水时可能发生呛咳，照护人员应注意观察，如有发生应先停止喝水，休息片刻再继续喝水。当呛咳严重同时伴有呼吸困难、面色苍白或紫绀等情况时，应立即停止喝水并及时报告上级老年照护人员，积极进行相关处理。对于吞咽困难的老年人应告知照护中心医生、护理人员处理。

任·务·实·施

操作步骤	操作程序	注意事项
操作前		
（一）评估与沟通		
1. 评估	评估老年人：病情、吞咽反射情况	
2. 沟通	提醒老年人喝水并询问有无特殊要求	
（二）准备		
1. 照护人员准备	着装整洁，修剪指甲，洗净双手	
2. 老年人准备	协助取安全、舒适体位，洗净双手	
3. 环境准备	环境整洁、干净、无异味，温、湿度适宜	
4. 物品准备	水杯或小水壶盛装 1/2~2/3 满的温开水（触及杯壁时温热不烫手为宜），准备吸管、汤匙及小毛巾	

续表

操作步骤	操作程序	注意事项
操作中		
1. 沟通	照护人员向老年人解释操作的目的、喝水时需要配合的动作要求等，取得老年人的配合	
2. 摆放体位	协助取安全、舒适的体位，如轮椅坐位、床上坐位、半坐位、侧卧位或平卧位等，面向照护人员并在老人颌下铺小毛巾	
3. 测试水温	手腕部试水温（以不烫手为宜）	开水晾温后，递给老年人手中或进行喂水，防止发生烫伤
4. 协助进水	分两种情况： （1）能够自己喝水的老年人：鼓励其手握水杯喝水或借助吸管喝水，叮嘱老年人喝水时身体坐正或稍微前倾，不宜大口喝水，以免发生呛咳。出现呛咳，应稍停片刻再小口饮用。 （2）不能自理的老年人：喂水时可借助吸管喂水；使用汤匙喂水时，水盛装汤匙的1/2~2/3为宜，见老年人下咽后再喂下一口，不宜太急	（1）老年人喝水后不能立即平卧。喝水过程宜慢，防止反流发生呛咳、误吸。 （2）对不能自理的老年人协助养成定时喝水的习惯
操作后		
	（1）整理用物，将小毛巾放回原处。 （2）洗手。 （3）记录老年人喝水次数和饮水量	

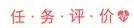

《进水帮助》任务学习自我检测单

姓名：_____　专业：_____　班级：_____　学号：_____

任务分析	老年人喝水分类	
	老年人喝水观察	
	识别异常情况并报告	
任务实施	操作前：评估与准备	
	操作中：协助喝水	
	操作后：整理与记录	

项目三　饮食照护

35

任务二　进食帮助

案例导入 ▶

张婆婆，75岁，既往患糖尿病30年，血糖控制不佳，半年来出现了视物模糊现象，生活受到极大影响，很难完全自理，目前由照护人员小高进行护理。张婆婆在过往进食过程中有过呛咳和被食物烫伤等现象，每到照护人员喂食时，张婆婆总会抵触进食。某天早上，由照护人员小高帮助张婆婆进食白米粥。

请问： 1. 照护员小高如何稳定张婆婆的情绪？
　　　　2. 照护员小高如何帮助张婆婆顺利进食？

任务目标 ▶

1. 缓解张婆婆紧张情绪，愿意并配合进食。
2. 张婆婆进食了白米粥，进食过程顺利。
3. 张婆婆进食过程中未出现烫伤、呛咳、噎食等现象。

 知识储备

老年人进食从食物的软硬、口味和吞咽、咀嚼及消化的能力来说，都不同于一般成年人，为保证老年人营养和热量摄入，保证其顺利安全进食，应该由照护人员来协助完成。

一、老年人饮食种类

（一）饮食种类

老年人饮食通常分为基本饮食、治疗饮食和试验饮食三类。

1. 基本饮食

依据老年人咀嚼、消化能力和身体的需要，将基本饮食分为普通饮食、流质饮食、半流质饮食、软质饮食四类。

（1）普通饮食。简称普食，与健康人饮食相似，主要适用于饮食不受限制的老年人。老年人可根据自己的情况，选用营养均衡、易消化及无刺激的饮食，对于咀嚼吞咽功能障碍的老年人，可将普通饮食加工破碎后食用。

（2）流质饮食。是一种食物呈液体状态，如稠米汤、藕粉、奶和豆浆、果汁和菜汁等。此种饮食因所含营养素及热量不足，只能短期食用。流质饮食适用于无力咀嚼食物或插有鼻饲管喂食的老年人。

（3）半流质饮食。是一种介于软饭与流质之间的饮食，此类饮食纤维素含量极少，有足够的蛋白质和热能，如肉松粥、汤面、馄饨、蛋羹、菜泥、肉末等。半流质饮食适用于咀嚼能力较差、吞咽困难、消化功能尚不能适应正常饮食的老年人。

（4）软质饮食。是指质软、粗硬纤维含量少、容易消化和咀嚼的食物。其包括软米饭、面条和各种粥类，菜、肉应煮烂切碎，易咀嚼消化。软质饮食适合消化功能低、牙齿有缺失、咀嚼不便、低热、疾病恢复期的老年人。

2. 治疗饮食

治疗饮食是在基本饮食的基础上，根据病种、病情的需要，适当调整总热能和营养素而达到治疗目的的一种饮食。因病种、病情的不同而各有特点和要求，如高蛋白饮食、低蛋白饮食、高热量饮食、低脂肪饮食、低胆固醇饮食、低盐饮食、少渣饮食等。

3. 试验饮食

试验饮食是为协助临床诊断疾病和提高实验室检查准确性而设的饮食，应在医护人员指导下进行。

（二）饮食总热能

食物和水是维持生命的物质基础。食物中含有可被人体消化、吸收和利用的营养素，可分为七大类：糖类、脂肪、蛋白质、无机盐、维生素、膳食纤维和水。其中糖类、脂肪和蛋白质三种营养素产生热量，是人体的能量来源，统称为热原质。老年人随着消化器官功能的减退，活动量减少，对食物的消化、吸收功能均减退，吸收的营养素相应减少，所需的能量也随着年龄增加而减少。

（1）合理控制方法。老年人的营养饮食每日热量供给约 3 000kcal。蛋白质、脂肪、碳水化合物热能比分别是 10%～15%、20%～25%、60%～70%。可通过测量体重变化来衡量老年人摄入热能供给量是否合适。当体重在标准值±5%内，说明热能摄入合适；当体重>标准值10%，说明热能摄入过量；当体重<标准值10%，说明热能摄入不足。

> 体重变化与热能摄入的关系，通常可用下列公式粗略计算：
> （1）男性老年人体重标准值（千克）=［身高（厘米）-100］×0.9
> （2）女性老年人体重标准值（千克）=［身高（厘米）-105］×0.92

（2）饮食结构原则。老年人的日常饮食应注意各种食物的合理搭配。膳食搭配要多样化，荤素、粗细均匀，干、稀合理，花样更新并能符合卫生要求。多食杂粮，豆、鱼、蛋、奶、蔬菜和水果等，使营养素比例适宜、营养均衡，形成科学合理的、适合老年人的饮食结构。

总而言之，老年人的饮食结构强调：粗细粮、荤素、水陆物产、谷豆物搭配要合理。做好"四低、一高、一适当"，即低脂肪、低盐、低糖、低胆固醇，高纤维素，适当蛋白质。

二、老年人进食观察

（一）进食的总量

每日三餐是中国人的饮食习惯，老年人要根据自身的情况来定。每日进食多少应根据每日的活动量均衡地分配到三餐中。饮食"宜粗不宜细"，每天进食谷类200g左右，适当地增加粗粮的摄入。蛋白质宜"精"，每日蛋白质的供给应占总热量的13%～15%，可按每千克体重1～1.5g供给。脂肪宜"少"，供给的热量应控制在20%～25%。每天食油20g

左右，而且应该以植物油为主。应注意脂肪也不宜过少，以免影响脂溶性维生素的吸收。维生素和无机盐应"充足"，老年人每天要多吃新鲜瓜果和蔬菜，大约300g/d或以上。合理的进食量有助于维持机体正常的新陈代谢，增强机体的免疫力和防病抗病能力。

（二）进食的速度

老年人进食速度宜慢，不仅有利于食物的消化和吸收，而且可以预防在进食过程中发生呛咳或噎食。

（三）进食的温度

老年人因唾液分泌减少而导致口腔黏膜抵抗力下降，不适合进食过热的食物，食物的温度应以温热不烫为宜；但也不能进食过凉的食物，凉的食物容易伤脾胃，影响食物消化、吸收。

（四）进食的时间

遵循老年人的生活习惯，合理安排用餐时间。早餐时间应以6~7点为宜，午餐时间应以11~12点为宜，晚餐时间应以17~19点为宜。在老年人一日三餐正常摄入外，为了适应肝糖原储备减少和消化吸收能力降低等特点，可酌情在三餐间隙补充一些糕点、牛奶、饮料等。总体原则是少量多餐，利于消化吸收，减轻消化系统的压力。

三、识别异常情况并及时报告

（1）进食过程中，如果遇到老年人突然病情加重或突发意外时，应立即停止进食，及时报告上级老年照护人员，并积极协助进行相关处理。

（2）老年人进食后如感觉不适，应告知不能立即平卧，在休息片刻后再平卧，以免食物返流。

（3）当老人发生呛咳时，应立即停止进食、进水，轻拍其背部，休息片刻。

（4）发生误食鱼刺等异物时，立即送往医院就诊。

任·务·实·施

操作步骤	操作程序	注意事项
操作前		
（一）评估与沟通		
1. 评估	（1）评估老年人：身体及吞咽反射情况。 （2）评估食物：饮食习惯（食物种类、软硬度、温度）适合老年人的要求	
2. 沟通	告知老年人进食时间和此次进餐食物，询问有无特别要求	
（二）准备		
1. 照护人员准备	服装整洁，修剪指甲，洗净双手	
2. 老年人准备	询问老年人进食前是否需要大小便，根据需要协助排便，协助老年人洗净双手	

续表

操作步骤	操作程序	注意事项
3. 环境准备	环境清洁、整齐、舒适，适合进餐	
4. 物品准备	根据需要准备轮椅或床上支架（或过床桌）、靠垫、枕头、毛巾等	
操作中		
1. 沟通	向老年人解释目的、进食时需要配合的动作要求等	
2. 摆放体位	根据老年人自理程度及需要采取合适的体位，如轮椅坐位、床上坐位、半坐位、侧卧位等。给老年人戴上围裙或在腋下或胸前部位垫上毛巾	
	（1）轮椅坐位：轮椅与床呈30°，制动刹车，翻起脚踏板。嘱咐老年人双手搭在照护人员脖颈上，照护人员双臂环抱老年人的腰部或腋下，协助老年人坐起，双腿移至床沿侧下垂，穿鞋，然后协助脚踩地面，照护人员用膝部抵住老年人的膝部，协助老年人站立并旋转身体，让老年人坐在椅面中间，背部紧贴椅背，系安全带在老年人腰间	适用于下肢功能障碍或行走无力的老年人
	（2）床上坐位：按上述坐起的方法，协助老年人在床上坐起，将软枕或靠垫塞于老年人后背及膝下，使坐位稳定舒适，根据老年人需求可在床上放置餐桌	适用于下肢功能障碍或行走无力的老年人
	（3）半卧位：使用摇床时，可将床头摇起30°~45°。使用普通床时，可用垫枕或靠垫塞于老年人背部使其上身抬起。半卧位时，应在身体两侧及膝下垫软枕以保证体位舒适稳定	适用于完全不能自理的老年人
	（4）侧卧位：使用摇床时，将床头摇起30°，扶住老年人的肩部和髋部，使其面向照护人员呈右侧卧位，肩背部垫软枕使体位稳定	适用于完全不能自理的老年人
3. 协助进餐	帮老年人盛饭，摆放在餐桌上。 （1）能够自己进餐的老年人鼓励自行进餐。协助老年人上身坐直并稍向前倾，头微微下垂，嘱咐进食时细嚼慢咽，不讲话，以免发生呛咳。 （2）对于不能自行进餐的老年人，由照护人员帮助喂饭。先用手腕触及碗壁，感觉不烫为宜。用汤匙喂食时，食物量盛满汤匙的1/3，进食速度以每喂食一口，等到其完全咽下后再喂食下一口	（1）食物温度太高，会发生烫伤；温度太低，会引起胃部不适。 （2）对于咀嚼或吞咽困难的老年人，可将食物破碎成糊状，再帮助进食。 （3）老年人进食中如发生呛咳、噎食等现象，立即通知医护人员急救处理

续表

操作步骤	操作程序	注意事项
3. 协助进餐	（3）对于视物模糊但能自己进食的老年人，照护人员将盛有温热食物的餐具放入老年人的手中，告知分类食物的位置，然后将汤匙递到老年人手中，吩咐老年人缓慢进食。若是带有骨头或鱼类食物，要先协助剔除骨头和鱼刺。也可根据老年人自行进食要求，将食物按时钟平面图放置，并告知名称和方法，方便老年人按顺序摄取	
操作后		
	（1）协助老年人餐后漱口，并擦干口角水痕，保持进餐体位 30min 后再卧床休息。 （2）整理用物，撤去毛巾等用物，整理床单。使用流动水清洁餐具，必要时进行消毒。 （3）洗手	

任·务·评·价

《进食帮助》任务学习自我检测单

姓名：_____ 专业：_____ 班级：_____ 学号：_____

任务分析	老年人饮食分类	
	老年人进食观察	
	识别异常情况并报告	
任务实施	操作前：评估与准备	
	操作中：协助进食	
	操作后：安置、整理与记录	

项目三 饮食照护

41

任务三　特殊进食帮助

案例导入

张大爷，78岁，2年前因脑血管多处狭窄，出现肢体感觉与运动功能障碍，自主吞咽功能丧失，需由照护人员行饲管流质、半流质饮食。某天晚餐，照护人员小孙通过鼻饲管给张大爷灌注200ml的大米粥。

请问：1. 照护人员小孙怎样帮助张大爷灌注食物？
　　　2. 照护人员小孙如何才能帮助张大爷顺利进餐？

任务目标

1. 张大爷进食混合奶150ml，喂食过程顺利。
2. 张大爷进食过程中未出现恶心、呕吐，进食后没有出现腹泻等。

 知识储备

老年人因为患有各种慢性病，而且吞咽咀嚼功能减退，或者由于疾病原因不能经口腔进食而插有鼻饲管，这就需要照护人员提供治疗饮食进行灌注照护。此类老年人对某些种类的食物和营养素的摄入有较为严格的要求。

一、治疗饮食的种类及特点

治疗饮食是在基本饮食的基础上，根据病情、病种的需要，调整饮食的总热量和合理的营养素以达到治疗目的的一种饮食。治疗饮食作为一种特殊饮食，可满足老年人在疾病期间的营养需要，主要有以下几种。

（一）高热量饮食

高热量饮食适用于患有甲状腺功能亢进症、高热、胆道疾患等病症的老年人。可在两餐之间供给含有热量的点心或饮料，如鸡蛋、豆浆、牛奶等。倘若是流质饮食或半流质饮食，可加浓缩食品，如巧克力、奶油等。每日总热量供给3 000kcal左右。

（二）高蛋白饮食

高蛋白饮食适用于患有慢性消耗性疾病、肾病综合征、严重贫血或癌症晚期等病症的老年人。蛋白质是人体必需的营养物质，应该在基本饮食的基础上增加含蛋白质丰富的食物，如奶类、肉类、蛋类、豆类等，蛋白质供给每千克体重2g/d，但每日总量不超过120g，总热量2 500~3 000kcal。

（三）低蛋白饮食

低蛋白饮食适用于限制蛋白质供给量的摄入者，如患有急性肾炎、尿毒症、肝功能衰竭等病症的老年人。蛋白质的供给量为每千克体重0.5g/d，总量根据病情一般限制在20~40g（包括动植物蛋白），应用蔬菜和含糖高的食物补充人体热量。

（四）高纤维素饮食

高纤维素饮食适用于患有便秘、肥胖症、高脂血症、糖尿病、心血管疾病等病症的老年人。韭菜、芹菜、新鲜水果、豆类、粗粮等食物中纤维素丰富。

（五）低纤维素（少渣）饮食

低纤维素饮食适用于易腹泻的老年人。选用的食物应细软、渣少，便于老年人咀嚼和吞咽，如肉类应选用瘦肉部分；蔬菜选用嫩叶、花果部分；瓜类应去皮、榨果汁。忌油腻食物。

（六）低盐饮食

低盐饮食适用于患有心血管疾病、肝硬化有腹水、高血压、急慢性肾炎等病症的老年人。每日可用食盐不超过2g或酱油10ml，但不含食物内自然存在的氯化钠。忌食用腌制的含盐量高的食品。

（七）低脂肪饮食

低脂肪饮食适用于有高脂血症、肝胆疾病和胰腺功能不全、冠心病、腹泻，以及体重过大或者急需减肥的老年人。少吃油炸食品，禁吃动物内脏、肥肉、蛋黄等。高脂血症及动脉硬化患者不必限制植物油（椰子油除外），每日脂肪摄入量不超过40g。

（八）低胆固醇饮食

低胆固醇饮食适用于患有动脉硬化、高胆固醇症、冠心病等病症的老年人。膳食中胆固醇含量每日应在300mg以内，少食用动物内脏、饱和脂肪、鱼籽、蛋黄等。

（九）无盐、低钠饮食

无盐、低钠饮食适用于患心血管疾病、急慢性肾炎、肝硬化腹水、重度高血压（水肿较重）等病症的老年人。无盐饮食，即除食物内自然含钠量外，烹调时不放食盐和酱油的饮食。低钠饮食，即除无盐外，还须控制食物中自然存在的含钠量的摄入（每天控制在0.5g以下）。禁食腌制食品，禁食含钠量多的食物和药物，如发酵粉（油条、挂面）、苏打水和碳酸氢钠药物等。

二、常用鼻饲饮食

（一）鼻饲

鼻饲是指为不能经口进食者经从鼻腔插入的胃管灌入流质饮食、水和药物的方法。其适用于昏迷、口腔疾患和拒绝张口的患者，满足其营养和治疗的需要。由护士插入鼻饲管，照护人员经鼻饲管喂食。

（二）常用鼻饲饮食种类

为了满足老年人的身体需要，将鼻饲饮食分为混合奶、匀浆混合奶和要素饮食三类。

（1）混合奶：适用于身体虚弱、消化功能差的鼻饲老年人。它是一种特殊流质食物，其成分主要包含牛奶、鸡蛋、浓肉汤、豆浆、奶粉、米粉、藕粉、豆粉、新榨果汁、菜汁等。其特点是易消化，易吸收，且营养丰富。

（2）匀浆膳：适用于消化功能好，但却需要插有鼻胃管的老年人。匀浆膳所含营养成分与正常的膳食相似，是将混合食物搅拌打碎成均匀的混合浆液，其主要成分包含牛奶、煮鸡蛋、瘦肉沫、熟肝、豆腐、豆浆、煮好的蔬菜、水果、稠粥、烂米饭、去皮馒头、植物油、白糖和盐等。主要特点是热能充足、比例恰当、营养成分齐全、口感好、易消化，是配置方便的平衡膳食。

（3）要素饮食：适用于患有非感染性严重腹泻、消化吸收不良、慢性消耗性疾病的老年人。又称元素膳或化学配制膳，是以人体需要量和推荐量为依据的无渣饮食，其主要成分包含游离氨基酸、单糖、主要脂肪酸、维生素、无机盐类和微量元素等。主要特点是不需经过消化即可直接被肠道吸收和利用，为人体提供热能及营养。

三、鼻饲喂养前的观察

照护人员经鼻饲管灌入食物前，应注意鼻饲管固定情况，插入的长度是否与鼻饲管标记的长度一致，若鼻饲管脱出应由护士重新留置。此外，还应检查鼻饲饮食种类、量，保证食物新鲜无污染。

任·务·实·施

操作步骤	操作程序	注意事项
操作前		
（一）评估与沟通		
1. 评估	评估老年人的意识状态、身体状况及自理能力，鼻饲饮食种类及性质，鼻饲饮食时有无腹泻、便秘的情况等	
2. 沟通	对于能够有效沟通的老年人，照护人员应询问老年人的基本信息，如床号、姓名等，并向老年人讲述即将进食鼻饲的饮食种类和量，以取得老年人的配合	对于不能进行有效沟通的老年人，应核对老年人的基本信息，如房间号、床号、床头卡、姓名、鼻饲饮食种类及量
（二）准备		
1. 照护人员准备	服装整洁，修剪指甲，洗净双手	
2. 老年人准备	取舒适卧位，如半坐位或右侧卧位，戴眼镜或有义齿者需取下，妥善放置	
3. 环境准备	安全、舒适、光线充足、清洁、安静、适合操作	

续表

操作步骤	操作程序	注意事项
4. 物品准备	盛食（水）碗、灌注器（或注射器）、毛巾或治疗巾、皮筋或小线、纱布、别针	
操作中		
1. 沟通	对于能够有效沟通的老年人，照护人员向老年人解释操作的目的、操作中需配合的动作要求等，取得老年人的配合	
2. 摆放体位	根据老年人身体情况，协助其摆放舒适的体位。 （1）对于上半身功能较好的老年人，照护人员应帮助老年人取坐位或半坐位；对于平卧的老年人，照护人员应使用软枕垫起背部或将床头摇高，使之与床水平线呈30°。 （2）在老年人的颌下垫毛巾或治疗巾	对长期鼻饲的老年人，每日早、晚应做口腔护理，保持口腔清洁。随时清理鼻腔，保持舒适
3. 检查鼻饲管	每次鼻饲饮食前必须进行以下检查，以确保老年人鼻饲饮食安全： （1）检查鼻饲管。首先应检查鼻饲管固定是否牢固，插入的长度是否与标记的长度一致，如发现有管道滑脱，应立即通知医护人员处理。 （2）检查鼻饲管是否在胃内。反折鼻饲管末端并打开盖帽，将灌注器的乳头与鼻饲管末端连接并进行抽取，若有胃液或胃内容物被抽出，表明鼻饲管在胃内。推回胃液或胃内容物，盖好鼻饲管末端盖帽	

项目三 饮食照护

操作步骤	操作程序	注意事项
4. 进行鼻饲	（1）照护人员在鼻饲前测试鼻饲饮食的温度，可将鼻饲饮食少量滴在自己的手腕部，以感觉温热、不烫手为宜。 （2）照护人员用灌注器从盛水碗中抽取 20ml 温开水，通过鼻饲管向老年人胃内缓慢灌注，确定鼻饲管通畅，同时可使管腔润滑，刺激胃液分泌，盖好鼻饲管末端盖帽。 （3）照护人员从盛食碗中抽取鼻饲饮食（每次50ml/管），在盛水碗中轻蘸灌注器乳头部分，涮下外壁鼻饲饮食残渣，打开鼻饲管盖帽连接，缓慢推注，灌食速度用抬高或降低灌注器来调节，通常以 10～13ml/min 为宜。灌注过程中随时观察老年人的反应。保证老年人喂食安全、舒适。从盛食碗中抽取食物的间隙应盖好鼻饲管盖帽，同法至鼻饲饮食全部推注完毕。 （4）每次鼻饲灌注量不应超过 200ml，推注时间以15～20min 为宜，两次鼻饲间隔不少于 2h。 （5）鼻饲液灌注完毕，再用灌注器抽取 30～50ml 温开水缓慢冲管，冲净管内壁食物残渣，防止堵塞鼻饲管，反折并盖好鼻饲管盖帽，用纱布包裹末端并妥善固定。 （6）交代老年人进食后保持进食体位 30min 再卧床休息，这样有利于食物的消化与吸收，防止食物反流导致误吸	（1）鼻饲饮食的温度通常 38℃～40℃，不能过高或过低。 （2）鼻饲过程中，若老年人出现恶心、呕吐等情况，应立即停止鼻饲，马上通知医护人员处理。 （3）鼻饲药物时，为防止鼻饲管堵塞，应将药物研碎，溶解后再灌入。 （4）鼻饲饮食应现用现配，禁止鼻饲变质或疑似变质的食物；未用完的鼻饲饮食放冰箱保存，24h 内用完
操作后		
	（1）撤下治疗巾，整理床单位。清洗用物，将灌注器在流动水下冲洗干净，用开水浸泡消毒后放入碗内，碗上面覆盖纱布备用。灌注器更换频率为 1 次/周，预防消化道疾病发生。 （2）准确记录鼻饲的种类、量和鼻饲时间。注意观察老年人鼻饲后有无腹胀、腹泻等不适症状并记录	灌注器（注射器）用后要及时清洗，保持干净

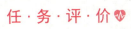

《特殊进食帮助》任务学习自我检测单

姓名：_____ 专业：_____ 班级：_____ 学号：_____

任务分析	治疗饮食的种类及特点	
	常用鼻饲饮食	
	鼻饲喂食前的观察	
任务实施	操作前：评估与准备	
	操作中：实施鼻饲	
	操作后：安置、整理与记录	

项目四

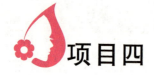

排泄照护

【项目目标】

1. 掌握老年人如厕的协助方法、使用便器的操作方法及注意事项；掌握尿垫、纸尿裤的使用及更换方法；掌握老年人呕吐时的照护方法；掌握为老年人更换尿袋、造口袋的操作方法及注意事项。

2. 熟悉开塞露的使用及人工取便的操作方法和注意事项。

3. 能说出老年人排泄异常、呕吐物异常、尿液异常的观察要点、帮助呕吐的老年人变换体位的重要性；能描述导致老年人便秘的常见原因及预防措施；会为老年人更换尿袋及造口袋；能列出肠造口老年人的照护措施。

4. 能尊重老年人的排泄需要，重视老年人的需求，为其提供安全、舒适、有效的照护措施。

【项目概述】

机体将新陈代谢所产生的废物排出体外的生理过程称为排泄，是人体的基本生理需要之一，也是维持生命活动的必要条件。人体可通过皮肤、呼吸道、消化道及泌尿道等途径进行排泄，其中消化道和泌尿道是最主要的排泄途径，即排便和排尿。

由于老年人各个身体器官功能因年龄的增长而逐渐退化，自理能力逐年变弱，排泄功能也会出现不同程度的障碍，对老年人的身心健康及正常生活产生极大影响。因此，照护人员应理解、同情和尊重老人，掌握与排泄有关的专业知识和操作技术，根据老年人个体情况，采取合适的方式、方法，对老年人的排泄进行照料，帮助或指导老年人维持正常的排泄功能，满足其排泄的需要，提高老年人的生活质量。

任务一 协助如厕

案例导入 ▶

李大爷,75岁,曾行肛瘘手术,现出现大小便失控,老人经常有尿裤子的现象,家属为避免麻烦为其使用纸尿裤。来到养护中心后,照护人员通过对老人生活习惯的了解、观察,制定照护计划,对老人进行定期提醒、引导老人如厕,养成早餐后大便习惯,经过一段时间训练后,李大爷尿裤子的现象明显减少,老人舒适度及自尊感增强。现在李大爷已经吃完早餐,照护人员要协助李大爷如厕。

请问:1. 照护人员应如何协助李大爷如厕?
　　　2. 协助如厕过程中有哪些注意事项?

任务目标 ▶

1. 李大爷如厕过程中未出现滑倒、受凉等现象。
2. 李大爷能在照护人员的帮助下如厕,大小便需求得到解决。
3. 李大爷尿裤子的现象明显减少,轻松开心。

 知识储备

一、排便的观察及评估

(一) 正常粪便的观察

废物从大肠排出的过程称为排便,它是一种反射动作。正常情况下人的直肠里没有粪便,当肠蠕动将粪便推入直肠后,对肠壁会产生刺激而产生便意,当环境许可时,大脑皮层即发出冲动使排便中枢兴奋增强,产生排便反射,促进粪便排出体外。

正常大便颜色多呈黄褐色或棕黄色,柔软成形,伴有少量黏液,一般成人每天排便1~3次,平均排便量为100~300g。粪便主要由食物残渣构成,其颜色和量与摄入的食物种类及数量有关,气味因膳食种类不同而异。

(二) 异常粪便的观察

1. 颜色

如果粪便颜色改变且与摄入食物无关,通常提示消化系统有病理变化存在,具体见表4-1-1。

表 4-1-1 粪便颜色的提示意义

粪便颜色	提示意义
柏油样便	上消化道出血
暗红色	下消化道出血
鲜红色	痔疮或肛裂
果酱样	肠套叠、阿米巴痢疾
陶土色	胆道梗阻
白色"米泔水"样	霍乱、副霍乱

2. 形状

肠道有部分梗阻或直肠狭窄时，粪便可呈扁条形或带状；便秘时粪便坚硬，呈栗子样；消化不良或急性肠炎时粪便常呈稀便或水样便。

3. 内容物

粪便混有大量黏液见于肠炎；伴有脓血见于直肠癌、痢疾；粪便中有蛔虫等虫体见于肠道寄生虫感染。

4. 气味

人体摄入的蛋白质在肠腔内经细菌分解发酵会产生气味，这是粪便气味的来源。气味会因摄入的食物种类和人体的消化道情况而异。摄入蛋白质、肉类较多者，粪便味道重，摄入蔬菜、瓜果等素食较多时味道较轻；消化不良时粪便会呈酸臭味；下消化道溃疡、肠癌时会呈恶臭味；阿米巴肠炎时呈腥臭味。

5. 排便活动异常

（1）便秘。一周内排便次数少于 3 次，排出过干、过硬的粪便，并且伴有排便困难的症状称为便秘。严重便秘时腹部可触及包块，肛诊可触及干硬的粪块。

（2）腹泻。排便形态改变、次数增多，频繁排出稀薄松散甚至水样粪便称为腹泻。腹泻时粪便里常有黏液、脓血或未消化的食物，常伴有腹痛、恶心、呕吐、肠鸣，有急于排便的需要和难以控制的感觉。

（3）粪便嵌塞。粪便长时间滞留堆积在直肠内坚硬不能排出称为粪便嵌塞，常因便秘发展而来。粪便嵌塞时有排便冲动，但不能排出，还会伴有腹部胀痛、直肠肛门疼痛，肛门处少量液化的粪便渗出等症状。

（4）排便失禁。肛门括约肌失去意识控制而不由自主地排便称为排便失禁。

（5）肠胀气。胃肠道内有过量气体积聚而不能排出称为肠胀气。可表现出腹部膨隆、腹胀、痉挛性疼痛、呃逆、肛门排气过多等症状，叩诊腹部呈鼓音。当胀气压迫膈肌和胸腔时，可出现气急和呼吸困难。

二、排尿的观察及评估

（一）正常排尿的观察

排尿是尿液在肾脏形成后经输尿管暂贮于膀胱中，贮到一定量后一次性通过尿道排出体外的过程；排尿是受中枢神经系统控制的复杂反射活动。正常新鲜尿液呈淡黄色或深黄色，正常成人白天排尿 3～5 次，夜尿 0～1 次，每次尿量 200～400ml，24h 尿量为 1 000～2 000ml，平均为 1 500ml 左右。

（二）异常排尿的观察

1. 尿量与次数

尿量是反应肾功能的重要标志之一。肾脏的病变使尿液生成出现障碍导致少尿或无尿；肾小球浓缩功能不全可导致多尿。具体见表 4-1-2。

表 4-1-2 尿量变化及提示意义

概念	尿量	常见原因
多尿	24h 尿量>2 500ml	大量饮水、内分泌障碍、肾小球浓缩功能不全等
少尿	24h 尿量<400ml，每小时<17ml	发热、液体摄入过少、休克、肾功能衰竭等
无尿	24h 尿量<100ml，12h 无尿	严重休克、肾衰竭、药物中毒等

2. 排尿活动异常

（1）尿失禁。排尿失去意识控制，尿液不自主地经尿道流出称为尿失禁。

（2）尿潴留。大量的尿液潴留在膀胱内而不能自主排出称为尿潴留。尿潴留时膀胱容积可由平时的 350～500ml 增至 3 000～4 000ml，表现为下腹胀痛、排尿困难，查体可见耻骨上膨隆、扪及囊性包块，叩诊呈实音，有压痛。

由于老年人消化或泌尿系统的功能减弱或处于疾病状态，容易出现排泄障碍，包括排便异常和排尿异常。

任·务·实·施

操作步骤	操作程序	注意事项
操作前		
（一）评估与沟通		
1. 评估	评估老年人的身体状况、行走能力	
2. 沟通	照护人员态度和蔼，询问老年人有无如厕需要	
（二）准备		
1. 照护人员准备	服装整洁，仪表端庄，清洁并温暖双手，必要时戴口罩	
2. 老年人准备	穿好衣服、鞋，注意保暖	
3. 环境准备	清洁、安静、安全、地面无水渍及障碍物，秘密性好，排气良好，温、湿度适宜	
4. 物品准备	卫生间坐便器或床旁坐便椅、卫生纸、防滑鞋	卫生间需要扶手、呼叫器、防滑垫等设施

续表

操作步骤	操作程序	注意事项
操作中		
1. 协助进卫生间	（1）能行走的老年人由照护人员搀扶（或自己行走）进卫生间，关好厕所门，注意保护隐私。 （2）不能行走或行走能力差的老年人，在照护人员协助下在床旁使用坐便椅如厕	不锁门，门外悬挂标示牌，叮嘱老人放松、耐心
2. 脱裤	照护人员上身抵住老年人，一手扶老年人的腋下（或腰部），另一只手协助老年人（或老年人自己）脱下裤子	照护人员扩大双脚支撑面，稳妥支撑老人，避免跌倒；注意老人保暖，保护老人隐私
3. 使用便器	照护人员双手扶住老年人腋下，协助老年人坐在便器上，帮助老年人坐稳，手扶于身旁支物（扶手、栏杆、凳子、墙壁等）	（1）及时与老人沟通，消除老人顾虑。 （2）老人如厕过程中，照护人员应在老人身侧或门外等候，注意老人有无异常
4. 擦拭肛门	老年人便后自己擦净肛门处或照护人员协助擦净（将卫生纸绕在手上，把手绕至臀后，从前至后擦肛门）	必要时可用湿纸巾或湿毛巾擦洗
5. 穿裤	老年人自己借助身旁扶托物支撑身体起身，穿好衣服。活动不便或身体虚弱的老年人应全程由照护人员协助	告知老人如厕时间不宜过长，起身时速度要慢，以免发生意外
操作后		
	（1）照护人员开窗通风，倾倒污秽、清洗坐便器或坐便椅。 （2）协助老年人洗手，照护人员洗手。 （3）记录排泄的时间、次数、量、颜色	注意观察排泄的次数、量、颜色，发现异常及时报告医护人员处理

任·务·评·价

《如厕帮助》任务学习自我检测单

姓名：_____ 专业：_____ 班级：_____ 学号：_____

任务分析	排便异常	
	排尿异常	
任务实施	操作前：评估与沟通	
	操作中：协助如厕	
	操作后：整理与记录	

任务二　便器使用帮助

案例导入

马大爷，71岁，因股骨骨折不能下床。马大爷意识清醒，能表达自身需求，能控制大小便。为了让马大爷能在床上解决大小便，增加他的舒适度，照护人员为马大爷准备了接尿壶和大便器。现在马大爷要大小便，照护人员帮助其在床上使用便器进行大小便。

请问：1. 照护人员应如何协助马大爷在床上使用便器？
　　　2. 在床上使用便器过程中有哪些注意事项？

任务目标

1. 马大爷顺利在床上使用便器解决大小便需求。
2. 马大爷在使用便器中未出现受伤、受凉、尿液飞溅等现象。

 知识储备

对于因生理功能减退、体力下降、行动不便、疾病治疗等原因导致不能下床排便的老年人，照护人员需根据老年人实际需求帮助其在床上使用便器大小便，以满足老年人的排泄需求。床上便器主要有以下两种。

（一）大便器

不能下床的老年人，可在照护人员帮助下在床上使用便携式便器（坐式、盆式）排便（见图4-2-1和图4-2-2）。

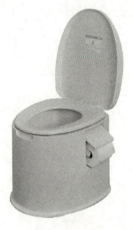
图4-2-1　坐式便携式便器

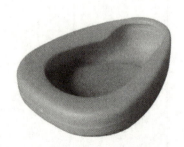
图4-2-2　盆式便携式便器

(二) 小便器

不能下床的老年人,可在照护人员帮助下在床上使用便携式小便器(尿壶、尿盆)排尿(见图 4-2-3 和图 4-2-4)。

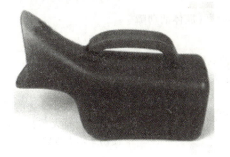

图 4-2-3　女式便携式小便器

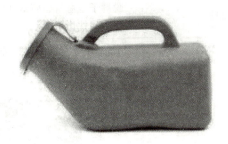

图 4-2-4　男式便携式小便器

任·务·实·施

一、便盆使用帮助

操作步骤	操作程序	注意事项
操作前		
(一) 评估与沟通		
1. 评估	老年人的腰部活动情况	
2. 沟通	询问老年人是否需要排便,取得合作	
(二) 准备		
1. 照护人员准备	服装整洁,仪表端庄,清洁并温暖双手,必要时戴口罩	
2. 老年人准备	理解并愿意合作,平卧于床上	
3. 环境准备	清洁、安静、安全、舒适,温、湿度适宜,关闭门窗、拉帘或屏风遮挡保护隐私	
4. 物品准备	便盆、便盆里放卫生纸、橡胶布或一次性护理垫、卫生纸、屏风、尿壶(男性)。必要时,备水盆、毛巾	便盆应进行加热或加垫子,以免刺激老年人局部皮肤,引起不适
操作中		
1. 协助仰卧	(1) 照护人员关闭门窗,必要时用屏风遮挡。 (2) 轻轻将老年人下身盖被掀开放于照护人员的对侧。 (3) 协助老年人取仰卧位	(1) 注意为老人保暖及保护隐私。 (2) 情况允许时可将床头抬高 30°~50°,为老人取半卧位以利于排泄

项目四　排泄照护

续表

操作步骤	操作程序	注意事项
2. 铺橡胶单（或护理垫）	一手托起老年人的臀部，另一只手将橡胶单（或一次性护理垫）垫于老年人腰及臀部下	铺单时避免拉扯，以免损伤老人皮肤
3. 脱裤	脱裤子至膝部，将老年人两腿屈膝（肢体活动障碍者用软枕垫于膝下）	
4. 放置便盆	（1）一手托起老年人的臀部，使其臀部抬高20~30cm，另一只手将便盆放置于老年人的臀下（开口向足部）。 （2）腰部不能抬起的老年人，应先协助老年人取侧卧位，腰部放软枕，便盆扣于臀部，再协助老年人平卧，调整便盆位置	（1）使用便盆前必须仔细检查有无破损，以免损伤老年人皮肤。 （2）操作过程中及时与老人沟通，了解并满足老人合理需求。 （3）协助取侧卧时必须拉上床栏，动作轻柔，以防老人坠床。 （4）便盆放置稳妥后应立即为老人盖被，以免其受凉
5. 防止尿液飞溅	为防止女性老年人的尿液飞溅，在使用便盆时应在会阴部盖上卫生纸。男性应使用尿壶接尿液，膝盖并拢，盖上毛巾被	
6. 取出便盆	（1）排泄完成后，嘱老年人双腿用力，将臀部抬起，一手抬起老年人腰骶部，另一只手取出便盆。 （2）臀部不能抬起的老年人，可一手扶住便盆，另一只手帮助老年人侧卧，取出便盆	
7. 擦拭肛门	将卫生纸在手上绕3层左右，把手绕至臀部，从前至后擦拭肛门。污物较多者反复擦拭，直至排泄物擦拭干净为止	肛周细菌较多，为避免尿路感染，擦拭肛门的顺序必须要从前至后

续表

操作步骤	操作程序	注意事项
8. 清洗	必要时用温水清洗肛门，擦干，协助老年人穿好裤子	
操作后		
	（1）照护人员开窗通风，倾倒污秽，清洗坐便器或坐便椅。 （2）协助老年人洗手，照护人员洗手。 （3）记录排泄的时间、次数、排泄物的量、颜色及性状	注意观察排泄物的性质、量。如有异常应通知医护人员并按需要及时记录

二、尿壶使用帮助

操作步骤	操作程序	注意事项
操作前		
（一）评估与沟通		
1. 评估	老年人的活动情况	
2. 沟通	询问老年人是否需要排尿，取得合作	
（二）准备		
1. 照护人员准备	服装整洁，仪表端庄，清洁并温暖双手，必要时戴口罩	
2. 老年人准备	理解并愿意合作，平卧于床上	
3. 环境准备	清洁、安静、安全、舒适，温、湿度适宜，关闭门窗、拉帘或屏风遮挡保护隐私	
4. 物品准备	便壶（男/女）、橡胶布或一次性护理垫、卫生纸。必要时，准备水盆、毛巾	
操作中		
1. 协助仰卧	（1）照护人员关闭门窗，必要时用屏风遮挡。 （2）轻轻掀开下身盖被放于照护人员的对侧。 （3）协助老年人取仰卧位	注意为老人保暖，注意保护隐私
2. 铺橡胶单（或护理垫）	一只手托起老年人的臀部，另一只手将橡胶单（或一次性护理垫）垫于老年人腰及臀部下	铺单时避免拉扯，以免损伤老人皮肤
3. 脱裤	脱裤子至膝部	
4. 放置尿壶	（1）男性老年人取侧卧位，膝盖并拢，面向照护人员。照护人员将老年人的阴茎插入尿壶的接尿口，用手握住壶把固定。阴茎不易插入者，照护人员应戴一次性手套将其插入	

项目四 排泄照护

57

续表

操作步骤	操作程序	注意事项
4. 放置尿壶	（2）女性老年人取仰卧位，屈膝双脚稍微分开，照护人员单手拿尿壶，尿壶的开口边缘紧挨会阴部，尿壶稳定地支撑在床上	（1）操作过程中及时与老人沟通，了解并满足老人合理需求。 （2）动作轻柔，避免损伤老人皮肤
5. 取出尿壶	排尿后撤下尿壶于床下，协助老年人穿好裤子，盖好被子	
操作后		
	（1）照护人员开窗通风，倾倒排泄物，清洗尿壶。 （2）协助老年人洗手，照护人员洗手。 （3）记录排泄的时间、次数、量、颜色	注意观察排尿的性质、尿量。如有异常应通知医护人员并按需要及时记录

任·务·评·价

《便器使用帮助》任务学习自我检测单

姓名：_____ 专业：_____ 班级：_____ 学号：_____

任务分析	床上便器种类		
	排泄异常及观察		
任务实施	便盆使用帮助	操作程序	
		注意事项	
	尿壶使用帮助	操作程序	
		注意事项	

项目四 排泄照护

59

任务三　尿垫、尿裤的使用及更换

案例导入

张婆婆，81岁，中风后长期卧床，不能控制大小便且排便后不自知。张婆婆卧床时需要使用尿垫，照护人员小高定时过来照护张婆婆。某天，小高发现尿垫已渗湿，准备为婆婆更换尿垫。下午，张婆婆需要去医院检查身体，出行前照护人员需先为张婆婆更换纸尿裤。

请问：1. 照护人员小高应如何帮助张婆婆更换尿垫？
　　　2. 照护人员小高应如何帮助张婆婆更换纸尿裤？

任务目标

1. 张婆婆能配合更换尿垫、纸尿裤，更换过程顺利。
2. 能保持张婆婆的皮肤清洁、干燥，没有湿疹、压疮等情况发生。

 知识储备

由于老年人的骨盆处肌肉、韧带及能够使膀胱、肠道保持紧密的组织功能逐渐衰退，对粪便、尿液、气体排出的控制能力会变弱，常出现大、小便失禁的情况。对不能自我控制排尿及需要外出活动的老年人，可以为其使用尿垫和纸尿裤，并及时更换。

一、尿失禁分类及原因

根据原因，老年人尿失禁可分为真性尿失禁（完全性尿失禁）、假性尿失禁（充溢性尿失禁）及压力性尿失禁（不完全性尿失禁）。

（一）真性尿失禁

真性尿失禁是指膀胱稍有一些存尿便会不自主地流出，膀胱一直处于空虚状态。其主要是由于排尿中枢与大脑皮层之间的联系受损，排尿反射活动失去大脑皮层的控制而导致膀胱逼尿肌出现无抑制性收缩等原因导致。其多见于昏迷、截瘫老年人。

（二）假性尿失禁

假性尿失禁是指膀胱内的尿液充盈达到一定压力时，尿液不自主的溢出，当膀胱内压力降低时，排尿立即停止，尿液不能排空，膀胱呈胀满状态。其常见于老年性前列腺肥大以及患尿道结石的老年人。

（三）压力性尿失禁

压力性尿失禁是指当腹压增加时（如大笑、咳嗽、打喷嚏、上楼梯或跑步时）便有尿液自尿道流出。其主要原因有膀胱括约肌张力减低、骨盆底部肌肉及韧带松弛。其多见于老年女性。

二、健康指导

（一）饮水

如病情允许，叮嘱老年人每日饮水量 1 500ml（除去饮食中的水）左右为宜，以预防泌尿系统感染并能促进排尿反射，入睡前限制饮水，以减少夜尿量。

（二）训练膀胱功能

最初指导老年人每隔 1~2h 排尿一次，排尿时手掌用柔力从膀胱上方向下持续压迫，使膀胱内尿液被动排出，以后逐渐延长排尿时间，以促进排尿功能恢复。

（三）锻炼盆底肌

根据老年人情况协助其取立、坐或卧位，指导其边吸气边收紧肛门，憋住 3~5s 后，再缓缓呼气放松肛门，连续做 10 次为一个回合，每日锻炼 3~4 个回合，以不感疲乏为宜。盆底肌锻炼效果示意图如图 4-3-1 所示。

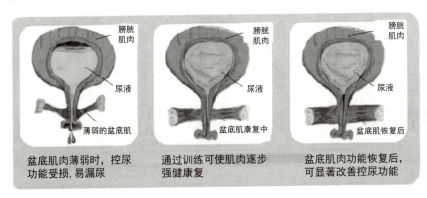

图 4-3-1　盆底肌锻炼前后对比

三、尿垫、尿裤

（一）一次性尿垫

一次性尿布又称为尿垫，包括纸尿垫和纸尿片，适用于完全卧床、意识不清或伴有阿尔茨海默病以及尿失禁的老年人（见图 4-3-2）。

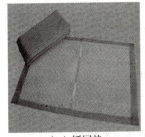
（a）纸尿垫

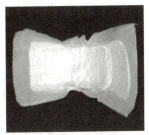
（b）纸尿片

图 4-3-2　一次性尿垫

（二）一次性尿裤

一次性尿裤包括纸尿裤和拉拉裤（裤衩），适用于有行动能力的老年人或坐轮椅、需要活动的（或躁动）尿失禁的老年人（见图4-3-3）。

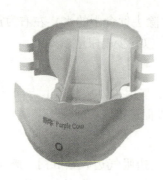 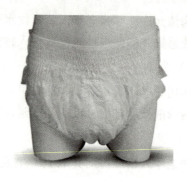

（a）纸尿裤　　　　　　　　　　　（b）拉拉裤（裤衩）

图4-3-3　一次性尿裤

任·务·实·施

一、尿垫更换

操作步骤	操作程序	注意事项
操作前		
（一）评估与沟通		
1. 评估	（1）评估老年人：评估老年人的意识状态、自理能力及心理需求，皮肤的状况。 （2）关注老年人的身心状况，疏导并缓解其焦虑心理	
2. 沟通	对于能够有效沟通的老年人，照护人员应询问老年人床号、姓名，并向老年人解释更换尿垫的目的及配合要点，以取得老年人的配合	
（二）准备		
1. 照护人员准备	服装整洁，仪表端庄，清洁并温暖双手	
2. 老年人准备	知晓操作目的及配合要点，取左侧卧位	
3. 环境准备	清洁、安静、安全、舒适，光线适中，温湿度适宜，关闭门窗，拉帘或屏风遮挡保护隐私	
4. 物品准备	尿布（一次性尿垫）、手纸、屏风、水盆、温水（37℃~40℃）、毛巾	

续表

操作步骤	操作程序	注意事项
操作中		
1. 协助老人取左侧卧位	（1）照护人员备齐用物携至老年人床旁。 （2）关闭门窗，必要时用屏风遮挡。 （3）照护人员在老年人右侧，协助老年人取左侧卧位	（1）操作前拉上左侧床栏，防止老年人发生坠床。 （2）注意为老年人保暖，注意保护隐私。 （3）操作过程中加强与老年人沟通，了解其需求及感受
2. 更换尿布	（1）用温热毛巾擦拭老年人会阴部及右侧臀部皮肤。 （2）将污染的一次性尿垫向内折叠，塞于老年人身体下面，将干净的护理垫一侧卷起塞于老年人身下，另一侧向自己一侧拉开。 （3）协助老年人翻身至右侧卧位，撤下一次性尿垫，放入污物桶，擦拭左侧臀部皮肤。 （4）将清洁尿垫（一次性）另一侧拉平，协助老年人翻转身体至平卧位，拉平清洁尿垫	（1）控制水温在37℃~40℃。 （2）操作过程中注意观察老年人臀部及会阴部皮肤情况，避免发生尿布疹。 （3）更换尿布时，观察排泄物的性质、量、颜色、气味，如有异常及时报告医护人员
操作后		
	（1）为老年人盖好被子，取舒适卧位，整理床单位。 （2）整理用物。 （3）洗手，记录。 （4）开窗通风	记录排泄物情况、臀部及会阴部皮肤情况等

二、尿裤更换

操作步骤	操作程序	注意事项
操作前		
（一）评估与沟通		
1. 评估	（1）评估老年人：评估老年人的意识状态、自理能力及心理需求，皮肤的状况及纸尿裤使用情况。 （2）关注老年人的身心状况，疏导并缓解其焦虑心理	根据纸尿裤吸水和锁水情况进行更换
2. 沟通	对于能够有效沟通的老年人，照护人员应询问老年人床号、姓名，并向老年人解释更换尿垫的目的及配合要点，以取得老年人的配合	
（二）准备		
1. 照护人员准备	服装整洁，仪表端庄，清洁并温暖双手	
2. 老年人准备	意识清楚的老人知晓操作目的及配合要点，平卧于床上	
3. 环境准备	清洁、安静、安全、舒适，光线适中，温、湿度适宜，关闭门窗、拉帘或屏风遮挡保护隐私	
4. 物品准备	一次性纸尿裤、卫生纸、屏风、水盆、温水（37℃~40℃）、毛巾	根据老人实际情况选择大小合适的纸尿裤
操作中		
1. 协助老人取平卧位	（1）照护人员备齐用物携至老年人床旁，将温水盆及毛巾放置在床位椅凳上。 （2）关闭门窗，必要时用屏风遮挡。 （3）协助老年人取平卧位	（1）注意为老年人保暖，注意保护隐私。 （2）合理摆放用物，方便拿取。 （3）操作过程中加强与老年人沟通，了解其需求及感受
2. 更换尿裤	（1）掀开老人臀部盖被，解开纸尿裤粘扣，展开两翼至老年人身体两侧，将前片沿会阴部从两腿间内折，污染面向内。 （2）用温热毛巾擦拭会阴部皮肤。 （3）协助老年人向对侧侧卧，将污染纸尿裤污染面向内对折于老人臀下，用温热毛巾擦拭臀部皮肤	（1）操作过程中注意观察老年人臀部及会阴部皮肤情况，避免发生尿布疹。 （2）擦拭时要清理干净，尤其是皮肤皱褶处，避免排泄物刺激皮肤导致皮肤损伤。 （3）更换纸尿裤时，观察排泄物的性质、量、颜色、气味，如有异常及时报告医护人员

续表

操作步骤	操作程序	注意事项
2. 更换尿裤	（4）将清洁的尿裤对折（贴皮肤面朝内），协助老年人翻身至近侧，撤下污染的纸尿裤，放入污物桶，用温热毛巾擦拭对侧臀部皮肤。 （5）打开身下清洁尿裤铺平于床上。 （6）协助老年人翻转身体取平卧位，从两腿间向前向上兜起尿裤前端，整理大腿内侧边缘，将两翼粘扣粘好	（4）更换尿裤时，将纸尿裤大腿内、外侧边缘展平，防止侧漏。 （5）注意两翼粘扣的位置，粘好后纸尿裤腰部的松紧度以能容1~2指为宜，过松排泄物易漏，过紧易致老年人不适及皮肤损伤。 （6）操作时动作轻稳、熟练，严禁拖、拉、拽，避免皮肤受损和老年人受凉
操作后	（1）为老年人盖好被子，取舒适卧位，整理床单位。 （2）整理用物。 （3）洗手，记录。 （4）开窗通风	（1）老年人患有传染性疾病时，更换的尿裤应放入医用黄色垃圾袋，作为医用垃圾集中回收处理。 （2）记录排泄物情况、臀部及会阴部皮肤情况等

任·务·评·价

《尿垫、纸尿裤更换》任务学习自我检测单

姓名：_____ 专业：_____ 班级：_____ 学号：_____

任务分析	尿失禁分类及原因	
	健康指导	
	尿垫、纸尿裤的种类	
任务实施	尿垫更换的操作要点及注意事项	
	纸尿裤更换的操作要点及注意事项	

任务四 呕吐时帮助变换体位

案例导入

朱大妈，68岁，因晚餐饮食不当，致上腹部不适，自觉腹胀，卧床休息后突感恶心、呕吐。呕吐物为晚餐食物，照护人员小张立即来到朱大妈身边，帮助其更换体位。

请问：1. 为什么在老年人发生呕吐时照护人员要为其更换体位？
　　　2. 照护人员小张应如何帮助朱大妈更换体位？

任务目标

1. 朱大妈能配合变换体位，过程顺利、安全。
2. 朱大妈未发生误吸、窒息等情况。
3. 朱大妈呕吐后能保持口腔、面部清洁。

 知识储备

呕吐是指通过胃的强烈收缩，将胃内容物，甚至胆汁、肠内容物经食管由口腔强力去除的一种症状，可由外在原因或多种疾病导致，是具有保护意义的反射性动作。

一、呕吐原因

引起呕吐的原因很多，根据发生机制可分为以下几类。

（一）反射性呕吐

由于强烈刺激传入呕吐中枢或胃肠道，反射性地引起呕吐。常见于消化系统疾病，如胃肠疾病、肝胆病变等。

（二）中枢性呕吐

由于某些药物或者是中枢性疾病直接作用于呕吐中枢引起。常见于颅内压增高（中枢系统感染、脑血管疾病、颅脑外伤等所致）、药物或化学中毒（洋地黄、有机磷、抗生素等）。

（三）条件反射性呕吐

即看见、闻到或想到某些厌恶的食物或气味时引起的恶心、呕吐。

（四）前庭功能障碍性呕吐

如梅尼埃病、晕动病、迷路炎等。

二、帮助呕吐的老年人变换体位的重要性

由于老年人机体调节功能差,在呕吐时,如处理不当,呕吐物易进入呼吸道而发生呛咳、误吸,导致吸入性肺炎甚至窒息。在老年人呕吐时及时为其变换合适的体位,有利于呕吐物排出,减少甚至避免呛咳、误吸的发生。照护人员应根据老年人的自理程度及呕吐程度协助其选择合适的呕吐体位:病情较轻者呕吐时,可取坐位;病重体弱者可取仰卧位头偏向一侧,或取侧卧位。

三、老年人呕吐物异常的观察

当老年人发生呕吐时,照护人员应观察呕吐物的量、性状、颜色、气味(见表4-4-1)及呕吐方式,为判断呕吐原因提供依据。消化道疾病引起的呕吐为放射性呕吐;脑部疾病等颅内压增高引起的呕吐为喷射性呕吐。

表 4-4-1 呕吐物的状态及常见原因

呕吐物的状态			提示意义
性状	颜色	气味	
胃内容物及胃液,可伴有黏液	食物的颜色	酸腐气味	消化不良 幽门梗阻
胃内容物及胃液多含胆汁	黄绿色	苦味	肠梗阻
粪样呕吐物	黑褐色	臭味	低位肠梗阻
血性呕吐物	鲜红色	血腥味	上消化道动脉出血
	紫褐色		静脉出血
	咖啡色		胃内有陈旧性出血

任·务·实·施

操作步骤	操作程序	注意事项
操作前		
（一）评估与沟通		
1. 评估	照护人员应评估呕吐物的性状、颜色、气味	
2. 沟通	老年人出现呕吐时，照护人员立即来到床旁，语言亲切，安慰老年人不要紧张。向老年人解释变换体位的重要性，以取得老年人的配合	照护人员应热忱关心老年人
（二）准备		
1. 照护人员准备	服装整洁，仪表端庄，洗净双手。必要时戴口罩和手套	
2. 老年人准备	根据老人情况协助取坐位、半卧位头偏向一侧、侧卧位或仰卧位头偏向一侧	
3. 环境准备	环境整洁，温、湿度适宜	
4. 物品准备	水杯、毛巾、水盆，必要时备吸管	
操作中		
1. 摆放体位	照护人员协助老年人取舒适、安全体位。呕吐轻者，可取坐位，身体前倾。年老体弱、呕吐重者，取仰卧位，头偏向一侧或取侧卧位	操作过程中注意安全护理，变换体位时，避免动作过大，尤其是老年人的头部，应防止碰到床头桌
2. 防止误吸	照护人员应在旁陪伴，手抚老年人背部，以防误吸	
3. 观察	老年人呕吐时应观察其面色、呕吐方式、呕吐物的性状、颜色、气味	（1）如发现呕吐物呈红色、黄绿色、咖啡色等，应保留呕吐物，并立即通知医护人员查看。 （2）老年人出现喷射性呕吐时，帮助老年人处理后，及时通知医护人员或送医院就诊检查

续表

操作步骤	操作程序	注意事项
4. 漱口	（1）呕吐停止后，照护人员应立即取老年人的水杯，盛装清水，拿取水盆至老年人床旁，协助老年人漱口。对不能自行漱口的老年人应进行口腔擦拭。 （2）用毛巾擦净老年人口角及面部	老年人漱口时，防止呛咳、误吸，避免引起并发症
操作后		
	（1）照护人员及时清理老年人呕吐物，必要时遵医嘱留取呕吐物标本送检。如有被服污染，及时更换。 （2）开窗通风，协助老年人摆放合适体位，整理床单位。 （3）洗手，记录	记录呕吐时间、呕吐方式、呕吐物性状、气味、量及颜色等

任·务·评·价

《呕吐时帮助变换体位》任务学习自我检测单

姓名：_____ 专业：_____ 班级：_____ 学号：_____

任务分析	帮助呕吐的老年人变换体位的重要性	
	老年人呕吐物异常的观察	
任务实施	操作前：评估与准备	
	操作中：体位变换帮助	
	操作后：清理与记录	

项目四 排泄照护

任务五 简易通便帮助

案例导入

何爷爷，83岁，因重症膝关节炎导致行动不方便，平时活动少，且患有习惯性便秘。何爷爷又因牙齿全部脱落，饮食以精细流质食物为主。何爷爷现已有4天未排便，诉腹胀、腹痛，照护人员需使用开塞露帮助何爷爷通便，并对他进行预防便秘的宣教。

请问： 1. 照护人员应如何使用开塞露帮助何爷爷排便？
2. 照护人员应如何为何爷爷进行预防便秘的健康宣教？

任务目标

1. 何爷爷在照护人员帮助下使用开塞露后排出大便，解除痛苦。
2. 何爷爷在使用开塞露过程中未出现黏膜损伤等现象。
3. 何爷爷学会预防便秘的相关知识，便秘现象减少。

 知识储备

老年人经常发生便秘，不仅影响老年人的生活质量，还可能诱发胃肠功能紊乱、肠道癌症、心脑血管疾病等。因此，老年人便秘的防治非常重要。

一、老年人便秘的影响因素

（一）年龄因素

随着年龄的增长，老年人出现腹壁肌力下降，胃肠蠕动减慢，盆底肌和肛门括约肌松弛，使肠道排泄传导控制能力下降，容易引起便秘。

（二）饮食因素

老年人常因饮食结构不合理，如饮水过少、进食量少、食物过于精细又缺乏充足水分和膳食纤维等原因，导致粪便干硬、排便减少而发生便秘。

（三）活动因素

老年人常因活动过少使肠蠕动减弱而引起便秘。

（四）排便习惯

当老年人因环境改变或其他因素导致排便习惯改变时，会抑制自己的便意而影响正常排便，这是老年人发生便秘的重要原因。

（五）疾病与治疗

老年人发生结肠梗阻、结肠良性或恶性肿瘤等疾病时会出现排便无力，从而导致便秘；各种原因肠粘连均可引起便秘；直肠、肛门病变或手术（如肛裂、痔疮或肛周脓肿等）会导致因排便疼痛而惧怕排便；全身性疾病，如甲状腺功能低下、脊髓损伤、尿毒症等可致肠道肌肉松弛；老年人多见的脑卒中、糖尿病等也会影响正常排便。

（六）药物

长期滥用泻药会造成对药物的依赖，反而降低肠道感受器的敏感性，导致慢性便秘。应用镇静止痛剂、麻醉剂、抗抑郁药等会使肠道肌肉松弛引起便秘。

（七）社会文化和心理

老年人因健康原因需要他人协助解决排便问题时，常会因丧失个人隐私而产生自卑，在出现便意时因怕麻烦他人而刻意抑制自己的需要，因此造成便秘。此外，心理因素也会影响排便，如精神抑郁可导致身体活动减少，自主神经系统冲动减慢，肠蠕动减少而引起便秘。

二、老年人便秘的预防和简易通便

（一）心理护理

向老年人解释引起便秘的原因、防治措施，消除其紧张情绪和思想顾虑。

（二）排便时间

指导老年人养成定时排便的好习惯，选择适合自身排便的时间，理想的时间是饭后，以早餐后排便最佳。

（三）排便环境

尽量为老年人提供单独隐蔽的排便环境和充裕的排便时间。叮嘱老年人排便时要集中注意力，不要边看书或报纸边排便。

（四）排便姿势

排便姿势主要有蹲位、坐位及卧位。蹲位时腹压增大，可促进排泄。但心脑血管疾病的老年人，为避免发生意外，应避免蹲位排便。另外，蹲位容易消耗体力，难以长时间坚持，易发生跌倒事故，所以选择蹲位排泄前应注意评估老人实际情况。坐位排泄不易疲劳，是老年人常用的排泄方式。卧位排便时，在病情允许的情况下最好采取坐位或床头抬高45°，利于重力作用增加腹压促进排便。

（五）合理膳食

在没有特殊禁忌的情况下，鼓励老年人多饮水，每日饮水不少于1 500ml；多吃蔬菜、水果、粗粮等富含膳食纤维的食物；摄入适量油脂类食物。指导老年人不随意使用缓泻剂或灌肠等。

（六）适当运动

根据老年人身体情况鼓励其进行适当运动，如散步、打太极拳等；对于卧床老人应指导其进行床上活动、腹部按摩。

（七）腹部按摩

用示指、中指和无名指自右向左沿结肠解剖位置进行环状按摩（见图4-5-1），以达到刺激肠蠕动，从而促进排便的目的。

（八）简易通便术

（1）开塞露通便术：开塞露（见图4-5-2）是一种润滑剂，能够润滑肠道，刺激肠壁，软化大便，促进粪便排出，缓解便秘症状。

其主要成分是50%甘油或小量山梨醇，成人一次用量为20ml。

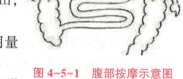

图4-5-1　腹部按摩示意图

（2）甘油栓通便术：甘油栓（见图4-5-3）是由甘油明胶制成的，为无色透明或半透明栓剂，呈圆锥形，具有润滑作用。

（3）人工取便法：当老年人便秘时间过长，发生粪石嵌顿在肠内不易排出，使用开塞露无效时，如果老年人有急迫便意，表情痛苦不堪，甚至大汗淋漓，应及时采取人工取便，以解除老年人的痛苦。

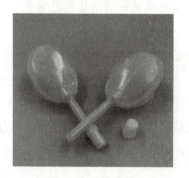

图4-5-2　开塞露

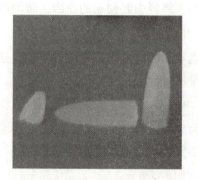

图4-5-3　甘油栓

任·务·实·施

一、使用开塞露

操作步骤	操作程序	注意事项
操作前		
（一）评估与沟通		
1. 评估	老年人的便秘程度、身体状况	
2. 沟通	向老年人说明操作方法、目的，以取得配合	
（二）准备		
1. 照护人员准备	服装整洁，仪表端庄，洗净双手，戴口罩，必要时戴手套	

续表

操作步骤	操作程序	注意事项
2. 老年人准备	老人知晓操作目的及配合要点并愿意配合操作，平卧于床上	
3. 环境准备	环境整洁，温、湿度适宜，关闭门窗，必要时屏风或窗帘遮挡	注意保护老年人隐私及保暖
4. 物品准备	开塞露（每支 20ml）、卫生纸、便盆、橡胶单或一次性尿垫。必要时准备剪刀、屏风	对开塞露过敏的老年人禁止使用开塞露
操作中		
1. 摆放体位	协助老年人取左侧卧位，臀部靠近床边	
2. 脱裤	脱裤子至大腿部	
3. 铺橡胶单（或护理垫）	一只手托起老年人的臀部，另一只手将橡胶单或一次性尿垫垫于老年人臀下	
4. 开塞露插入肛门	照护人员拧开开塞露的盖帽或用剪刀剪开前端，用左手将老年人臀部分开，右手持开塞露球部，先挤出少量的药液润滑开塞露前端及肛门口，准备插入前叮嘱老年人深吸气，再将开塞露前端缓慢插入肛门深部，将药液全部挤入。药液挤出后，左手拿取卫生纸靠近肛门处，右手快速拔出开塞露外壳，将肛门部擦净，并叮嘱老年人收紧肛门，保持体位 10min 后再行排便	（1）拧开开塞露盖帽或剪开开塞露前端后，应检查开塞露前端是否圆润光滑，以免损伤肛门周围组织及肛管黏膜。 （2）对于患有痔疮的老年人，使用开塞露时宜动作缓慢，并充分润滑。 （3）老年人主诉有便意时，指导其深呼吸，提肛（收紧肛门），并协助按摩肛门部
操作后		
	（1）协助老年人排便后，撤去橡胶单（或一次性尿垫）。 （2）整理衣物、床单位、处理用物。 （3）开窗通风。 （4）洗手，记录。 （5）向老年人讲解引起便秘的原因及预防措施	记录使用开塞露的时间、用量及排便情况（量及次数）

二、人工取便帮助

操作步骤	操作程序	注意事项
操作前		
（一）评估与沟通		
1. 评估	评估老年人：老年人的便秘程度、身体状况	
2. 沟通	向老年人说明操作方法、目的及进行取便时会有异物感，以取得理解和配合	
（二）准备		

项目四　排泄照护

操作步骤	操作程序	注意事项
1. 照护人员准备	服装整洁，仪表端庄，洗净双手，戴口罩，戴手套	
2. 老年人准备	老人知晓操作目的及配合要点并愿意配合操作，平卧于床上	
3. 环境准备	环境整洁，温、湿度适宜，关闭门窗，必要时屏风或窗帘遮挡	
4. 物品准备	一次性手套、橡胶布（或一次性尿布垫）、润滑液（肥皂液或开塞露）	
操作中		
1. 摆放体位	协助老年人取左侧卧位，臀部靠近床边	
2. 脱裤	脱裤子至大腿部，暴露臀部	注意保暖，注意保护隐私
3. 铺橡胶单（或护理垫）	一手托起老年人的臀部，另一只手将橡胶单或一次性尿垫垫于老年人臀下	
4. 人工取便	照护人员右手戴手套，左手分开老年人臀部，右手示指涂肥皂液润滑后，按压老年人肛门边缘，嘱咐老年人深呼吸以放松腹肌。待肛门松弛时，示指沿直肠一侧轻轻插入直肠内，慢慢地由浅入深地将粪便掏出，并放于便盆内	（1）严禁使用器械掏取粪便，动作应轻柔，以避免误伤肠黏膜而造成损伤。（2）取便时，照护人员应注意观察老年人情况，如有面色苍白、呼吸急促、全身大汗，应立即停止操作，必要时及时报告医护人员
5. 清洁肛门	取便完毕后，脱去手套，用温水清洁肛门，局部热敷20~30min，以促进肛门括约肌的回缩	
操作后		
	（1）协助老年人排便后，撤去橡胶单（或一次性尿垫），整理衣物及床单位。（2）开窗通风。（3）清理粪便，清洗便盆。（4）洗手，记录。（5）向老年人讲解引起便秘的原因及预防措施，鼓励老年人适当活动，多饮水，多食蔬菜、水果、粗粮等食物，养成定时排便习惯	记录取便时间、量、颜色及老年人反应

任·务·评·价

《简易通便帮助》任务学习自我检测单

姓名：＿＿＿＿＿＿ 专业：＿＿＿＿＿＿ 班级：＿＿＿＿＿＿ 学号：＿＿＿＿＿＿

任务分析	老年人便秘的影响因素		
	老年人便秘的预防和简易通便		
任务实施	使用开塞露	操作程序	
		注意事项	
	人工取便	操作程序	
		注意事项	

项目四 排泄照护

77

任务六　一次性尿袋协助更换

案例导入

吴婆婆，68岁，失能老人，因车祸后导致高位截瘫，长期卧病在床，需长期留置导尿管。照护人员小王作为社区工作人员，经常过来陪伴吴婆婆。为防止尿路感染，小王每周需为吴婆婆更换一次性尿袋。

请问：1. 小王应该怎样为吴婆婆实施尿袋更换？
　　　2. 在更换尿袋时应注意什么？

任务目标

1. 吴婆婆能配合照护人员顺利完成尿袋更换。
2. 吴婆婆能定期得到帮助完成一次性尿袋更换，未发生泌尿系逆行感染。
3. 吴婆婆能与照护人员进行沟通，情绪稳定。

知识储备

对不能正常排尿而又不适合采取其他治疗方法的老年人需要使用留置导尿管。长期留置导尿时，需定期更换尿管。

一、留置导尿与更换尿袋

（一）留置导尿术与更换尿袋

对于不能正常排尿又不适合采取其他治疗方法的老年人，要长期留置导尿管。导尿管主要是用天然橡胶、硅橡胶或聚氯乙烯（PVC）制成的导管。导尿管由尿道插入膀胱引流尿液，在导尿管头端有一个气囊，导尿管在插入膀胱后，将气囊充气使导尿管固定于膀胱内，不易脱出，导尿管末端连接集尿袋。尿袋由塑料袋、引流导管和接头组成，规格一般为1 000ml（见图4-6-1）。

（二）更换集尿袋的要求

（1）一次性尿袋每周更换一次。
（2）更换尿袋时避免污染。
（3）妥善固定集尿袋，引流袋高度要低于老年人会阴的高度，避免尿液逆流入膀胱。

二、老年人尿液异常的观察

（一）尿量

照护人员可通过读取尿袋上的刻度评估老年人的尿量，当24h尿量超过2 500ml或少

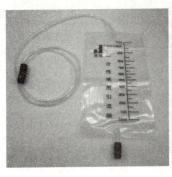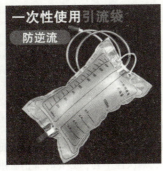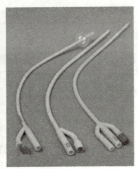

图 4-6-1　导尿管与尿袋

于 400ml 时，为尿量异常。

（1）多尿：是 24h 尿量超过 2 500ml。正常情况下可见于饮用大量液体后，病理情况常见于糖尿病、尿崩症或急性肾功能不全多尿期等患者。

（2）少尿：指 24h 内尿量少于 400ml 或每小时尿量少于 17ml。常见于体内血液循环不足时，如发热、休克、液体摄入过少等。

（3）无尿或尿闭：指 24h 尿量少于 100ml 或 12h 内无尿液产生。无尿常提示严重休克、急性肾衰竭或药物中毒等情况。

（二）尿液的颜色

正常新鲜尿液是淡黄色、清亮透明的，放置后可出现微量絮状沉淀物，尿液颜色异常时常提示泌尿系统的一些疾病，不同颜色代表的意义不同。

（1）深黄色。常提示水分摄入不足，应该增加水的摄入量。

（2）红色。常提示有泌尿系统活动性出血、感染、肿瘤或其他泌尿系统疾病。

（3）咖啡色。常提示有出血、泌尿系统疾病。

（4）乳白色。尿液因含淋巴液而呈乳白色，常提示丝虫病。

（5）尿液内有絮状物。尿液浑浊，出现絮状物，常提示泌尿系感染。

（三）尿液的气味

正常尿液会有淡淡的尿素气味，久置后会出现氨臭味。如果有机磷农药中毒时，尿液有酸臭味；糖尿病酮症酸中毒时，尿液有烂苹果气味；新鲜尿液即有氨臭味，常提示泌尿道感染；进食较多葱、蒜后，尿液也会有特殊气味。

 任·务·实·施

操作步骤	操作程序	注意事项
操作前		
（一）评估与沟通		
1. 评估	观察集尿袋内是否有絮状物、尿液的颜色、量等	
2. 沟通	态度和蔼，向老年人解释操作要点，讲解留置尿管期间多喝水等知识，尊重老年人，取得配合	
（二）准备		

续表

操作步骤	操作程序	注意事项
1. 照护人员准备	着装整齐，洗净双手，戴好口罩	
2. 老年人准备	（1）老年人意识状态及心理处于良好状态。 （2）老年人了解操作目的，并愿意配合	不能有效沟通的老年人，应核对床头卡
3. 环境准备	清洁、安静、舒适、安全，光线适中	
4. 物品准备	一次性无菌集尿袋、碘伏、棉签、纸巾或卫生纸、别针、一次性手套，必要时备止血钳	
操作中		
1. 检查用物	检查一次集尿袋有效期，有无破损。所使用的消毒液和棉签是否在有效期内	保证所有物品在有效期内
2. 更换尿袋	戴手套，在导尿管和尿袋连接处下面垫纸巾或卫生纸。 打开准备好的尿袋置于纸巾或卫生纸上。 用止血钳夹住尿管近端，分离导尿管与尿袋 用碘伏消毒尿管外口及周围。打开备好的尿袋引流管接头，将引流管插入导尿管中。松开止血钳，观察尿液引流情况。引流通畅后，用别针将尿袋固定在床单上	严格无菌操作，手不触及引流管接头、导尿管口及周围
	观察尿袋里的尿液的量和颜色、絮状物，打开尿袋底部的阀门将尿液放入便器中，将尿袋置入医疗垃圾	引流管末端高度要始终低于老年人会阴的高度，避免尿液逆流造成感染
操作后		
	（1）整理老年人床单位及用物。 （2）脱手套，洗手，记录	记录尿液的量、颜色、性状等情况

任 · 务 · 评 · 价

《一次性尿袋协助更换》任务学习自我检测单

姓名：_____   专业：_____   班级：_____   学号：_____

任务分析	留置导尿与更换尿袋	
	老年人尿液异常的观察	
实施步骤	操作前：准备	
	操作中：更换尿袋	
	操作后：整理、记录及报告	

项目四 排泄照护

任务七　造口袋更换

案例导入 ▶

刘大爷，男，67岁，介助老人，3年前因患直肠癌在腹腔镜下行了直肠癌根治术、乙状结肠造口术，术后恢复尚可。小张负责为老人提供照护服务。为了提高刘大爷的生活质量，小张会经常观察造口及造口周围皮肤，定期更换造口袋，让他像正常人一样愉快地生活、娱乐，享受人生的乐趣。

请问：1. 照护人员怎样正确评估造口？
　　　2. 照护人员怎样选择合适的造口产品并正确更换？

任务目标 ▶

1. 刘大爷能配合造口袋更换，更换过程顺利、愉快。
2. 造口周围皮肤清洁、干燥、无发红及瘙痒，造口无出血、水肿。
3. 刘大爷接受造口，恢复自信，提高生活质量。

知识储备

肠造口手术的目的是提高生活质量，如果术后患者的生活质量得不到改善，手术就没有任何意义。造口没有控制能力，因此选择合适的造口用品并做好照护措施对改善患者的生活质量起着至关重要的作用。

一、肠造口及其照护

（一）肠造口和造口袋

1. 肠造口

肠造口是通过手术将病变的肠段切除，将一段肠管拉出，翻转缝于腹壁，用于排泄粪便。肠造口是红色的，与口腔黏膜一样，柔软光滑，一般为圆形。

2. 造口袋

造口袋主要用于收集粪便。根据造口袋的设计可分为一件式造口袋（见图4-7-1）和二件式造口袋（见图4-7-2）。一件式造口袋通常是一次性，袋子和底盘一体式，简单易使用。二件式造口袋的袋子与底盘分开，不用撕开底盘更换袋子，造口周围清洗方便，可以更好地保护造口周围皮肤；底盘可按造口形状大小剪切。

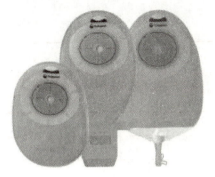

图 4-7-1　一件式造口袋

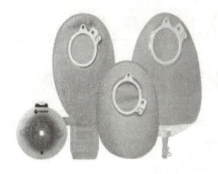

图 4-7-2　二件式造口袋

（二）肠造口照护措施

（1）造口周围皮肤清洁、干燥，并做到及时倾倒粪便及正确更换造口袋。

（2）根据具体情况可选择正确造口附件产品，如皮肤保护膜、造口粉、防漏膏等。

（3）衣裤要宽松、舒适、柔软，以免衣裤过紧造口受摩擦出血。

（4）床单位保持清洁干燥，使老年人舒适。

（5）进食易消化的食物，少食粗纤维多、易产气或刺激性强的食物。注意加强营养，增强机体抵抗力，促进机体康复。

二、肠造口的观察

（1）注意观察造口有无回缩、出血及坏死。

（2）注意观察造口周围皮肤有无皮肤发红、肿痛，甚至溃烂等情况。

（3）注意观察老年人的排便情况，如发现排便困难、造口有狭窄等情况，如图 4-7-3 所示，及时报告医护人员。

（4）注意观察造口袋内排泄物的颜色、性状和量。

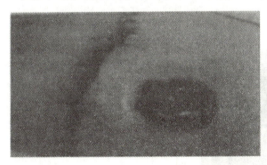
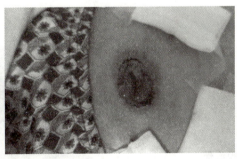

图 4-7-3　造口坏死

一、两件式造口袋的更换

操作步骤	操作顺序	注意事项
操作前		
（一）评估与沟通		
1. 评估	（1）造口袋内容物是否超过1/3，如超过应将造口袋取下更换。 （2）造口周围皮肤情况	
2. 沟通	询问老人床号、姓名，并向老年人解释操作目的，以取得老年人的配合	至少用2种方法核对老年人身份
（二）准备		
1. 照护人员准备	着装整齐，手卫生，戴好口罩	餐后2～3h不要更换造口袋，此时肠蠕动活跃，更换时可能出现排便，如果大便已规律，排便后进行更换
2. 老年人准备	核对，解释取得配合	
3. 环境准备	注意保暖、保护隐私	
4. 物品准备	两件式造口袋、防漏膏、保护膜、造口粉、温水（38℃～40℃）、脸盆、毛巾、卫生纸、便盆	
操作中		
更换流程	揭除造口袋。 （1）打开锁扣。 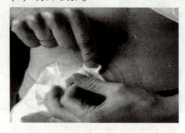 （2）取下造口袋。 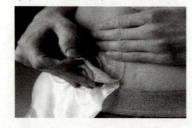	

续表

操作步骤	操作顺序	注意事项
更换流程	（3）揭除底盘	用一只手按住皮肤，另一只手小心缓慢地自上而下轻柔揭除底盘。注意保护皮肤，动作轻柔
	清洁造口，保持造口周围的清洁干燥	造口有水肿可使用盐水
	测量造口	使用专用造口尺测量造口大小，然后选择适合的造口底盘
	剪切造口底盘	剪孔比实际测量值大1~2mm为宜，用手捋顺开口内侧，防止划伤造口
	封闭造口袋	
	喷洒护肤粉	确保皮肤清洁干燥后，喷洒少许造口护肤粉在造口周围，均匀涂抹，几分钟后将多余的粉末清除

项目四 排泄照护

85

续表

操作步骤	操作顺序	注意事项
更换流程	涂抹皮肤保护膜	将皮肤保护膜均匀地涂抹在皮肤上，待干后形成一层无色透明的保护膜
	使用防漏膏/条	防漏膏不宜过多，以免影响底盘黏性；使用防漏膏换好造口袋后，用双手按压10~15min，使底盘粘贴更加牢固
	粘贴底盘	用手从下往上按紧黏胶。造口周围部分黏胶可以反复多次轻柔按压，以确保黏合紧密
	造口袋的扣合	造口袋的扣合——四点操作法：将造口袋连接环的底部与底盘扣紧（第一点）；另一只手向上轻拉造口袋手柄，并压向腹部（第二点）；沿着造口袋连接环在其左右两点向腹部轻压（第三点、第四点），袋子被轻松扣合
操作后		
1. 整理，清洗造口袋	盖好被子，注意保暖，选择温和的清洗剂清洗造口袋。清洗后，应将造口袋置于通风处晾干，不能在阳光下直接照射	在清洗造口袋时不宜使用刺激性强的清洁剂，如洗衣粉等，以免损伤造口袋的薄膜
2. 手卫生，根据需要记录	记录更换时间、造口及造口周围皮肤情况	

任·务·评·价

《造口袋更换》任务学习自我检测单

姓名：_____   专业：_____   班级：_____   学号：_____

任务分析	肠造口及其照护	
	肠造口的观察	
任务实施	操作前：评估与准备	
	操作中：更换造口袋	
	操作后：整理、记录及报告	

项目四　排泄照护

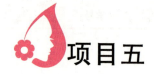

项目五

清洁照护

【项目目标】

1. 阐述口腔清洁和头发清洁的健康维护方法,以及早晨、晚间护理的内容。
2. 掌握清洁护理的评估内容及压疮的定义、预防、治疗及护理。
3. 熟练掌握各项清洁的护理技术操作及卧床老人更换床单法。
4. 能按正确的步骤进行日常生活照料。
5. 阐述老年人居室卫生要求。
6. 具有爱伤观念,在照料老年人清洁的过程中要关心、尊重老人,要有耐心和责任心,态度和蔼,老年人感觉舒适安全。

【项目概述】

清洁的环境和身体是基本的生活需要,也是促进人身体健康的重要保证之一。通过清洁可清除身体表面的微生物及其污垢,防止微生物的生长繁殖,促进血液循环,有利于代谢排泄,还可起到预防疾病的目的。本项目主要通过培训照护工作人员,掌握有关居室环境卫生清洁以及协助老人做好基本身体清洁的知识,使被照料的老年人身体感觉舒适、心情愉悦,满足老年人自尊的需要。因此,清洁不仅是人的生理需要,也是人的心理需要。

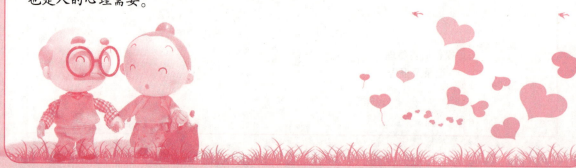

任务一　口腔清洁

案例导入 ▶

吴婆婆，80岁，3年前因小脑萎缩，长时间处于卧床状态，生活完全不能自理，不能自主进食。为了满足老人每天所需要的营养物质，需要照护人员将食物调制成流质状，通过鼻饲管帮助其进食、进饮。由于老人处于完全失能的状态，不能自行清洁，为保持老人口腔卫生清洁、湿润、去除口腔异味及促进食欲；更为了方便观察吴婆婆口腔内的变化，减少口腔感染的机会，照护人员需要给老人进行每日2~3次的口腔清洁。

请问： 1. 照护人员在给吴婆婆进行口腔清洁时有哪些注意事项？
　　　　 2. 在清洁与护理义齿时需要注意什么？

任务目标 ▶

1. 吴婆婆愿意并配合清洁口腔，过程顺利，口唇湿润，口腔清洁、无异味，自感舒适。
2. 吴婆婆在清洁口腔过程中未出现呛咳、误吸等不适。
3. 吴婆婆口腔没有发生感染等并发症。

 知识储备

日常护理中，照护人员应经常帮助老人清洁牙齿以减少细菌的滋生。口腔由两唇、两颊、硬腭、软腭等构成，口腔内有牙齿、舌、唾液腺等器官。由于口腔的温度、湿度和食物残渣适宜微生物的生长繁殖，使口腔内存在大量微生物。口腔清洁不及时可引起口臭，并影响食欲和消化功能。对于老年人来说，口腔清洁能预防误吸、预防口腔内细菌引起的肺炎等。因此，实施口腔护理是维持老年人整体健康的重要环节。但失能老人自身的抵抗力低下、唾液分泌又少，所以更多的是借助于外力来保证口腔的清洁。因此，为老年人进行口腔清洁不仅能够减少口腔感染的机会，还能清除口腔异味、促进食欲、预防疾病。

一、老年人口腔健康的标准

世界卫生组织（WHO）制定的老年人口腔健康标准：老年人保证有20颗以上牙齿，才能满足口腔健康功能的需要。WHO制定的牙齿健康标准：牙齿保持清洁，没有龋齿，没有疼痛感，牙龈的颜色正常（粉红色），没有出血的现象。

二、口腔清洁的重要性

口腔内存在大量正常菌群和部分致病菌，当身体健康时，机体抵抗力强，通过各种活动可以起到减少和清除细菌的作用（如正常的进食、饮水、漱口、刷牙等），一般情况下不会引起口腔感染；老年人，尤其是患病时，疾病导致机体抵抗力下降，活动减少，细菌大量繁殖，就会引发一些口腔问题，如口腔溃疡、炎症、口臭，以及其他并发症。督促自理老年人刷牙，协助介助老人刷牙，协助帮助介护老人漱口/刷牙（卧床老年人用棉签擦拭，假牙每日清洗）。

三、保持口腔健康的方法

（1）养成良好的口腔卫生习惯：坚持早晚刷牙，每日3次最佳（早、中、晚餐后各一次），每次不能少于3min。

（2）口腔清洁用具的选择：每3个月更换牙刷，根据年龄选择不同规格的牙刷，刷毛要柔软、表面平滑、无磨损。

（3）掌握正确的刷牙方法（见图5-1-1）：①牙刷毛面与牙齿呈45°；②每次刷2～3颗牙齿；③每次刷牙不少于3min；④上牙往下刷，下牙往上刷，咬合面来回刷；⑤避免采用横刷法，也就是拉锯式动作。

（4）义齿的清洁与护理。

①吃完饭，用清水洗（见图5-1-2）。先取下义齿，再刷洗。每次用餐后清洁一次义齿，每天至少清洁舌头和口腔黏膜一次。

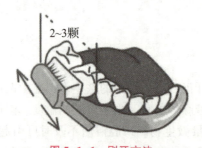

图5-1-1 刷牙方法

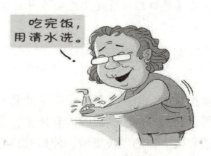

图5-1-2 清洗义齿

②保养：义齿不用时，浸泡在冷水杯中（不能浸泡在热水或乙醇中，以免老化变形），做好标记，每日换水一次（见图5-1-3）。

（5）按摩牙龈，有利于牙床保养。按摩方法：轻敲口部周围，顺时针9次，逆时针9次，示指或中指腹侧按摩牙龈，先上后下，从左到右，每天3次。

（6）保护刷头。用后甩去刷头水分，上置于通风处。

（7）养成良好习惯，不吸烟、不用牙齿拽东西、咬硬物等。合理营养，多吃新鲜蔬菜，增加牛奶和豆制品的摄入，少吃含糖食品。全身健康也可促进牙齿健康。

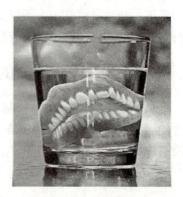

图5-1-3 义齿用冷水浸泡

（8）定期到医院进行口腔检查，牙痛要请医生帮助查明原因，对症治疗。

四、老年人口腔清洁方法

能自理的老年人及上肢功能良好的半自理老年人可以通过自己漱口、刷牙的方法清洁口腔。不能自理的老年人需要照护人员协助做好口腔清洁，可采用棉棒擦拭法。对于体弱、卧床、牙齿脱落，但意识清楚的老年人，也可通过漱口达到清洁口腔的目的。

五、老年人口腔清洁的观察要点

（1）口唇的颜色、湿润度，是否有干裂、出血及疱疹等。

（2）舌面、牙龈、口腔黏膜的颜色、完整性，有无溃疡、炎症、肿胀、萎缩、出血及舌面积垢等。

（3）腭部、悬雍垂、扁桃体等的颜色，是否肿胀，有无不正常的分泌物等。

（4）牙齿的数量是否齐全，有无义齿（假牙）、龋齿、牙结石、牙垢等。

（5）口腔气味是否异常，如氨臭味、烂苹果味等。

（6）老年人口腔清洁的能力，需要完全协助还是部分协助。刷牙的方法是否正确、每日清洁口腔的次数，以及清洁的程度等。

任·务·实·施

一、协助老年人漱口

操作步骤	操作程序	注意事项
操作前		
(一) 评估与沟通		
1. 评估	评估老年人的意识状态及自理能力	
2. 沟通	向老年人解释操作目的及注意事项,取得老年人配合	
(二) 准备		
1. 照护人员准备	着装整洁、洗手、戴口罩	
2. 老年人准备	老年人平卧于床上	
3. 环境准备	室内环境清洁、明亮、安全	
4. 物品准备	水杯1个、吸管1根、弯盘或小盘1个、毛巾1条,必要时备润唇膏1支	物品摆放以整齐、方便操作为原则
操作中		
1. 安置体位	协助老年人侧卧位,抬高头胸部;或半坐卧位面向照护人员。将毛巾铺在老年人颌下及胸前部位,弯盘置于口角旁	
2. 协助漱口	水杯内装 2/3 满漱口水,送至老年人口角旁,让老年人直接含饮或用吸管吸引漱口水至口腔后闭紧双唇,用一定力量鼓动颊部,使漱口水在牙缝内外来回流动冲刷。将漱口水吐至口角边的弯盘或小盆中,重复以上动作直至口腔清洁。照护人员用毛巾或纸巾擦干口角水痕,必要时擦润唇膏	每次含漱口水的量不宜过多,避免发生呛咳或误吸
操作后		
1. 整理用物	清理用物,放回原处	
2. 洗手		
3. 记录		

二、协助老年人刷牙

操作步骤	操作程序	注意事项
操作前		
（一）评估与沟通		
1. 评估	（1）评估老年人的意识状态及自理能力，口腔卫生习惯。 （2）口腔颜色、黏膜、牙龈有无出血、张口能力；口腔有无溃疡及异味。 （3）老年人是否佩戴有活动性义齿（假牙）	
2. 沟通	向老年人解释操作目的及注意事项，取得老年人配合	
（二）准备		
1. 照护人员准备	着装整洁，洗净双手	
2. 老年人准备	老年人平卧于床上	
3. 环境准备	室内环境清洁、明亮、安全	
4. 物品准备	牙刷1把、牙膏1只、漱口杯1个、毛巾1条、一次性治疗巾1块、脸盆1个，必要时备润唇膏1支	物品摆放以整齐、方便操作为原则
操作中		
1. 安置体位	协助老年人取坐位，将一次性治疗巾铺于老年人面前，放稳脸盆	脸盆放稳，避免打湿床单位，如被打湿应及时更换
2. 指导刷牙	先把牙膏挤在牙刷上，水杯中装2/3满漱口水，递给老年人水杯及牙刷，嘱老年人身体前倾，先漱口，刷牙齿的内面、外面时，上牙从上向下刷，下牙从下向上刷；咬合面应从里向外以画圈的方式旋转着刷，每次刷牙时间不少于3min。	刷牙时嘱老年人动作轻柔，以免损伤牙龈
3. 协助漱口	刷牙完毕后协助老年人漱口，用毛巾擦净老年人口角水痕	昏迷老人禁止漱口，以免误吸
操作后		
1. 整理用物	撤去用物，协助老年人取好舒适体位，必要时擦润唇膏	
2. 洗手	卫生洗手	
3. 记录	（1）记录老人口腔黏膜情况。 （2）老人是否学会了正确刷牙的方法	

二、棉棒擦拭清洁口腔

操作步骤	操作程序	注意事项
操作前		
(一) 评估与沟通		
1. 评估	(1) 评估老年人病情、意识状态及生活自理能力。 (2) 评估老年人口腔基本情况，黏膜有无溃疡、牙龈有无出血，口腔有无异味。 (3) 评估老年人对口腔清洁有什么要求，以及对口腔卫生知识的了解程度。 (4) 老年人心理反应及合作程度	
2. 沟通	向老年人解释操作目的及注意事项，老年人理解并能配合	
(二) 准备		
1. 照护人员准备	着装整洁，洗净双手	
2. 老年人准备	老年人平卧于床上	
3. 环境准备	室内环境整洁、明亮	
4. 物品准备	大棉棒1包、漱口杯1个、毛巾1条、弯盘1个，必要时备润唇膏1支	
操作中		
1. 安置体位	协助老年人取侧卧位或平卧位，头偏向一侧（面向照护人员）。毛巾铺于老年人口角及胸前，弯盘置于口角边	弯盘小弯置于老年人口角
2. 擦拭口腔	用棉棒擦拭口唇时，先将棉棒用漱口液浸湿，一根棉棒擦拭口腔一个部位。擦拭顺序：湿润口唇，嘱老年人咬合上下牙齿，擦拭牙齿外侧面（由内而外纵向擦拭至门齿）。嘱老年人张口，依次擦拭牙齿内面、咬合面、两侧颊部、上颚、舌面、舌下。嘱老年人张口，检查是否擦拭干净。用毛巾擦净老年人口角的水痕。	(1) 棉棒蘸水不可过湿，以免吸入气管引起呛咳，以浸湿大头棉签的2/3为宜，一根棉签只能用一次。 (2) 擦拭上颚及舌面时，不要触及咽部，以免引起老人恶心等不适。 (3) 如果老人意识不清，不能配合，可使用压舌板帮助老人张口，便于操作
操作后		
1. 整理用物	撤去用物，整理床单位。必要时口唇涂擦润唇膏	
2. 洗手	卫生洗手	
3. 记录	记录老年人口腔黏膜及清洁情况	

任·务·评·价

《口腔清洁》任务学习自我检测单

姓名：_____ 专业：_____ 班级：_____ 学号：_____

任务分析	老年人口腔健康的标准	
	口腔清洁的重要性	
	保持口腔健康的方法	
	老年人口腔清洁方法	
	老年人口腔清洁的观察要点	
任务实施	协助老年人刷牙	
	棉签擦洗清洁口腔	

任务二　头发清洁与梳理

案例导入

陈奶奶，75岁，患有高血压病史30余年，曾有多次短暂性脑缺血发作，一周前早晨起床时发现左侧肢体无力，肢体不能活动，说话时言语不清，没有大小便失禁情况。陈奶奶是个生活习惯很好的老人，对自己的个人卫生要求也很高，现在由于疾病影响，清洁护理工作自己不能完成，这两天总感觉头上长有虱子，又不好意思总是给别人添麻烦。因为这个原因导致老人近两天来精神状态不佳。查房时，照护人员发现老人的变化，在和老人交谈中知道了原因。为了帮助陈奶奶解决头发清洁问题，照护人员决定定期为她进行床上洗头。通过洗头可以保持头发的清洁，去除头发污垢和异味，促进头部血液循环，预防感染等并发症。

请问：1. 照护人员在帮助老人洗头过程中要注意什么？
　　　2. 洗头过程中怎样做到减少老人的不适和疲劳？

任务目标

1. 陈奶奶精神好转，愿意并配合床上洗头。
2. 陈奶奶感觉清洁、舒适，无异味，无不适感。
3. 陈奶奶床上洗头过程顺利，未出现疲劳和不适。

 知识储备

头发是人体皮脂分布最多的部位。老年人由于头部血液循环不好，若不洗头，不讲究卫生，容易引起头皮堵塞毛孔，出现头皮屑，引起脂溢性皮炎等。对于病情较重、自理能力下降、自己无法完成头发护理的老年人，照护人员应给予协助或帮助。

老年人经常洗头、梳理按摩头皮不仅能促进头部血液循环，增加上皮细胞营养，促进头发生长，预防感染，还能有效地清除头皮屑及污垢，保持良好个人形象，使心身舒适。保持头发整洁美观是人们日常卫生的一项重要内容。

一、正确的梳头方法

根据头发的长短、卷曲、受损程度选择适宜的梳发方法和梳发工具。照护人员动作轻柔，力度要适中，将头发从中间梳向两边，再从发根梳到发梢，梳好后可扎成束或编成辫；头发打结者，应先梳发梢，必要时可将头发绕在手指上，用30%酒精浸湿润再小心梳理；头发稀疏者，可以用手指代替梳子梳理，由前发际缓慢梳向后发际。梳发时可边梳边做头皮按摩，以促进头皮的血液循环。

梳头时，忌用力拉扯，尽量使用钝圆的梳子，以防损伤头皮；梳头时，询问老人有无不适，并询问老人对发型的喜好。

二、正确的按摩头皮方法

头部有很多穴位，经常按摩头皮可以疏经活络、松弛神经、消除疲劳、延年益寿。照护人员为老年人按摩时分开五指，用指腹对头皮进行按揉，先从前额到头顶，再到枕部，反复按揉，直至其头皮发热。

三、头发清洁的重要性

早晨梳洗可以去除头皮屑，保持头发整齐、清洁，减少感染机会。同时，边梳理头发边按摩头皮，促进头部血液循环，有利于头发的生长和代谢，还可以醒脑提神，减缓大脑衰退，增强记忆力。良好的发型及形象可以维护老年人的自尊和自信。

定期为老年人洗发，可以保证老年人头发的整洁美观，减少感染，消除头部痒感，提高舒适度；提高老年人的自尊和自信，促进身心健康；预防和灭除虱蚧，建立良好的照护关系。

四、头发清洁要求

老年人可以在每天早晨起床后和晚上睡觉前各梳发 1 次，每次 5~10min。从额头往脑后梳 2~3min，从左鬓往右鬓梳 1~2min，用同样的方法从右鬓往左鬓梳 1~2min，然后低下头从枕部发根处往前梳 1~2min，感觉头皮有热胀感为止。

油性发质的老年人在春季、秋季可以每隔 2~3d 洗发 1 次，夏季每 1~2d 洗发 1 次，冬季可以每周洗发 1 次；干性发质的老年人在夏季可以 4~5d 洗发 1 次，秋季、冬季可以每 7~10d 洗发 1 次，注意将水温控制在 40℃~50℃。

五、头发清洁的观察要点

为老年人洗发时，应注意观察老年人头发的卫生情况、头发的颜色、分布、浓密程度、长度、脆性及韧性、干湿度、光泽度、有无虱子等，皮肤是否干燥、有无伤口或皮疹、皮肤损伤和表皮脱落等情况。

一、为老年人晨间梳理

操作步骤	操作程序	注意事项
操作前		
（一）评估与沟通		
1. 评估	（1）老年人自理能力，活动是否受限。 （2）头发的长度、清洁状况、有无光泽、虱子、头皮有无瘙痒、破损、病变或皮疹等。 （3）对头发清洁护理的重要性和相关知识的了解程度	
2. 沟通	向老年人解释操作目的及注意事项，取得老年人配合	
（二）准备		
1. 照护人员准备	着装整洁，洗手	
2. 老年人准备	老年人平卧于床上	
3. 环境准备	关闭门窗，冬季调节室温至24℃~26℃	
4. 物品准备	脸盆1个，内盛水1/2满，温度40℃~50℃、治疗巾1块、毛巾1条、香皂1块、润肤霜1盒、梳子1把 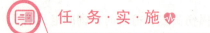	水温适中以防烫伤
操作中		
1. 用物摆放位	协助老年人坐起。将治疗巾铺在老年人面前，脸盆放在治疗巾上面	脸盆摆放平稳，垫上治疗巾，避免打湿床单位和衣物
2. 协助洗脸、漱口	协助老年人用香皂洗脸，并用清水洗净面部，擦干	每次含漱口水的量不宜过多，避免发生呛咳
3. 协助洗手	协助老年人浸湿双手，涂擦香皂，并用清水洗净，擦干，撤去用物。在老年人面部及双手涂擦润肤霜	

续表

操作步骤	操作程序	注意事项
4. 协助梳头	将毛巾披于老年人肩上,散开头发,照护人员左手压住发根,右手梳理头发至整齐。如头发打结,可用30%酒精浸湿并从发梢梳理。梳发完毕后卷起毛巾撤下,协助老年人取舒适卧位	(1) 动作轻柔,不可强拉硬拽。 (2) 头发较长者可分段梳理,先梳理靠近发梢的一段,疏通后,再由发根部分梳理至发梢。 (3) 卧床老年人可先梳理一侧头发,再梳理另一侧头发
操作后		
1. 整理用物	整理床单位,协助老年人取舒适卧位,清洗脸盆,处理毛巾上的头屑及脱落头发并清洗	
2. 洗手	卫生洗手	
3. 记录		

二、为老年人坐位洗头

操作步骤	操作程序	注意事项
操作前		
(一) 评估与沟通		
1. 评估	了解老年人对卫生的认识以及头发的清洁程度	
2. 沟通	向老年人解释操作目的及注意事项,取得老年人配合	
(二) 准备		
1. 照护人员准备	着装整洁,洗手	
2. 老年人准备	协助老年人坐在椅子上	
3. 环境准备	关闭门窗,冬季调节室温至24℃~26℃	调节室温和水温,防止老年人受凉
4. 用物准备	毛巾1条、洗发液1瓶、梳子1把、脸盆1个、暖瓶1个、水壶1个(盛装40℃~45℃温水)、方凳1个,必要时备吹风机1个	
操作中		
1. 摆放体位	协助老年人取坐位,将毛巾围于其颈肩上,在老年人面前摆上方凳,方凳上放置脸盆,并嘱老年人双手扶稳盆沿,低头闭眼,头部位于脸盆上方	

项目五 清洁照护

续表

操作步骤	操作程序	注意事项
2. 协助洗头	照护人员用水壶缓慢倾倒温水浸湿老年人头发，直到底层的头发和上层的头发一样湿透为止，将洗发液倒在掌心揉搓至有泡沫后再将洗发液涂在头发上。不要直接把洗发液倒在头发上，这样会过度刺激头皮产生头皮屑。洗发时，用双手十指指腹揉搓头发、按摩头皮（力量适中，由发际向头顶部揉搓）。注意观察并询问老年人有无不适	（1）洗发过程中随时观察并询问老年人有无不适，以便及时处理。 （2）操作时动作轻快，减少老年人不适和疲劳
3. 清洗头发	照护人员一手持水壶缓慢倾倒温水，另一只手揉搓头发至洗发液全部冲净	
4. 擦干头发	取颈肩部毛巾擦干头发及面部，必要时用吹风机吹干头发。协助老年人将头发梳理整齐	及时擦干头发，防止老年人着凉
操作后		
1. 整理用物	（1）协助老年人上床休息，盖好被子，询问有无其他需要 （2）清理用物，放回原处	
2. 洗手	卫生洗手	
3. 记录	记录时间以及老人的反应	

三、为老年人床上洗头

操作步骤	操作程序	注意事项
操作前		
（一）评估与沟通		
1. 评估	评估老年人身体状况是否适合在床上洗头	
2. 沟通	向老年人解释床上洗头的目的，取得老年人配合，询问是否需要使用便器	
（二）准备		
1. 照护人员准备	着装整洁，洗手	

续表

操作步骤	操作程序	注意事项
2. 老年人准备	协助老年人平卧于床上	
3. 环境准备	环境整洁，温、湿度适宜，必要时关闭门窗，冬季调节室温至 24℃~26℃	
4. 用物准备	洗头器 1 个、毛巾 1 条、洗发液 1 瓶、梳子 1 把、暖水瓶 1 个、棉球 2 个、纱布 1 块、水壶 1 个（盛装 40℃~45℃温水）、污水桶 1 只，必要时备吹风机 1 个	注意调节室温和水温，防止老年人受凉
操作中		
1. 放置洗头器	撤去枕头，在老年人颈肩部围上毛巾，头下放置简易洗头器，洗头器排水管置于污水桶中	
2. 床上洗头	将棉球塞于老年人耳朵里，防止洗发过程中水流入耳内；用纱布盖于老年人眼睛上，防止水溅入其眼内；用水壶缓慢倾倒温水润湿老年人头发，将洗发液倒于手掌中揉搓至有泡沫后，将洗发液涂于老年人头发上，双手十指指腹揉搓头发、按摩头皮（力量适中，由发际向头顶部揉搓）	（1）洗发过程中随时观察并询问老年人有无不适，遇到问题及时处理。 （2）洗发时防止水流入眼、耳内或打湿被服。如被打湿及时更换。 （3）操作时动作轻快，减少老年人不适和疲劳
3. 清洗头发	一手持水壶缓慢倾倒温水，一手揉搓头发至洗发液全部冲净	
4. 擦干头发	取颈肩部毛巾包裹头部，撤去简易洗头器。擦干面部及头发，将枕头垫于老年人头下。必要时用吹风机吹干头发，将头发梳理整齐	及时擦干头发，防止老年人受凉
操作后		
1. 整理用物	（1）协助老年人取舒适卧位，整理床单位。 （2）清理用物，放回原处	
2. 洗手	卫生洗手	
3. 记录	记录老年人洗头时间及反应	

任·务·评·价

《头发清洁与梳理》任务学习自我检测单

姓名：_____ 专业：_____ 班级：_____ 学号：_____

任务分析	正确的梳头方法	
	正确的按摩头皮方法	
	头发清洁的重要性	
	头发清洁的要求	
任务实施	头发清洁的观察要点	
	为老年人晨间梳理	
	为老年人坐位洗头	
	为老年人床上洗头	

任务三　身体清洁

案例导入

李大爷，80岁，失智老人，生活不能自理。3年前诊断为阿尔茨海默病早期，近1年来逐渐出现记忆力减退，经常找不到刚用过的东西，症状持续加重。近半年经常出现出门后不知道回家，忘记自己家人的名字，言语功能不佳，说话语无伦次，没有条理性，家里面经常使用过的一些物品说不出名字。时有情绪不稳和吵闹的行为，大小便时会忘记去厕所。某天睡觉前，照护人员去查看老人时发现李大爷身上的衣裤都被尿液污染了。照护人员需要根据老年人的生活卫生习惯，采取相应措施来改善老年人身体的清洁度情况。

请问：照护人员如何对该老人进行皮肤清洁护理？

任务目标

1. 李大爷身体清洁、舒适，精神愉快。
2. 李大爷身体清洁过程无不适情况。
3. 李大爷身体清洁过程顺利、安全，无意外发生。

知识储备

皮肤是人体最大的器官，由表皮、真皮、皮下组织和附属器组成。完整的皮肤具有保护机体、调节体温、分泌吸收、排泄、感觉等功能，并具有天然的屏障作用，可避免微生物入侵。皮肤的新陈代谢迅速，其代谢产物如皮脂、汗液、脱落的表皮碎屑等，能与外界细菌及尘埃结合形成污垢，黏附于皮肤表面，因此，照护人员应及时为老年人做身体清洁，清除皮肤污垢，提高皮肤抵抗力，增强舒适感，预防感染的发生。

一、身体清洁的重要性

通过对身体表面的清洗及揉搓，可以促进血液循环，消除疲劳，改善睡眠，从而提高皮肤新陈代谢和增强抗病能力，还可以维护老年人的自我形象，提高自信。

二、身体清洁的要求

老年人如不经常清洁皮肤，过多的油脂积聚会刺激皮肤，阻塞毛孔，也会在皮肤上形成污垢，因此，照护人员应指导老人经常沐浴。对于容易出汗的老年人，应指导其经常洗澡并保持皮肤的干燥，这样可以防止皮肤因潮湿而破损；对于皮肤干燥的老年人，应指导其酌情减少洗澡次数。

三、清洁用品使用的指导

清洁用品的选择:沐浴时,照护人员应根据老年人皮肤状况(如干燥、油性、完整性、有无瘙痒等)、老年人个人喜好及清洁用品使用的目的和效果来选择清洁与保护皮肤的用品。

四、老年人沐浴的种类

老年人沐浴的种类主要包括淋浴、盆浴和床上擦浴。

五、皮肤清洁的观察要点

观察皮肤的颜色、温度、柔软度、弹性、感觉、清洁度,皮肤是否有破损等。清洁时应注意老年人体位、环境因素(如室内温度)、汗液量、皮脂分泌量、是否有水肿和色素沉着等情形对评估准确性的影响。

观察老年人意识状态,是否有肢体瘫痪或软弱无力,有无关节活动受限,是需要完全协助还是部分协助,平时个人卫生清洁习惯及对清洁品的选择,老年人对皮肤的清洁、健康的相关知识了解程度及需求。

任·务·实·施

一、协助老年人淋浴

操作步骤	操作程序	注意事项
操作前		
(一) 评估与沟通		
1. 评估	评估老年人身体是否适宜淋浴	淋浴应安排在进食1h之后
2. 沟通	(1) 向老年人解释操作目的及注意事项,征得老年人同意。 (2) 搀扶老年人进浴室(或用轮椅运送)	老年人单独一个人洗浴时,一定要叮嘱其洗浴时不要锁门,可以在门外把手上悬挂示意牌。照护人员应经常询问了解老人情况,老年人是否需要帮助
(二) 准备		
1. 照护人员准备	着装整洁,洗手	
2. 老年人准备	协助老年人坐于椅子或凳子上	

续表

操作步骤	操作程序	注意事项
3. 环境准备	关闭门窗，冬季调节室温至 22℃~26℃	地面放防滑垫，以防老人摔倒
4. 物品准备	淋浴设施、毛巾1条、浴巾1条、浴液1瓶、洗发液1瓶、清洁衣裤1套、梳子1把、洗澡椅1把，必要时备吹风机1个	物品摆放以整齐、方便操作为原则
操作中		
1. 调节水温	先开冷水，再开热水龙头（单个水龙头由冷水向热水一侧调节），调节水温40℃左右为宜（伸手触水，温热不烫手）	先调节水温后再协助老年人洗浴
2. 协助洗浴	协助老年人脱去衣裤（肢体活动障碍的老年人应先脱健侧衣裤，后脱患侧衣裤），协助老年人坐于洗澡椅上，协助老年人双手握住扶手	老年人坐在轮椅上，照护人员在老年人面前，脱去一侧上衣
3. 清洁身体	用花洒淋湿老年人身体，由上至下涂抹浴液，涂擦面部、耳后、颈部、双上肢、胸腹部、背臀部、双下肢，最后擦洗会阴、双脚。用花洒将全身冲洗干净	老年人每次淋浴时间不宜过长，水温不能过高，以免发生虚脱导致身体不适。淋浴过程中应随时观察询问老年人的反应，如有不适，应迅速结束操作，告知专业医护人员。 老年人单独洗浴时，叮嘱老年人浴室不要锁门，可在门外把手上悬挂示意标牌。照护人员应经常询问老年人是否需要帮助
4. 擦拭干水分	用浴巾包裹并擦干老年人身体，用毛巾擦干头发	
5. 更换衣服	协助老年人更换清洁衣裤（肢体活动障碍的老年人，应先穿患侧衣裤，后穿健侧衣裤），搀扶（或用轮椅运送）老年人回床休息	
操作后		
1. 整理用物	清洗浴室，清洗毛巾	
2. 洗手		
3. 记录		

项目五　清洁照护

二、协助老年人盆浴

操作步骤	操作程序	注意事项
操作前		
(一) 评估与沟通		
1. 评估	评估老年人身体状况、疾病情况,是否适宜盆浴	
2. 沟通	(1) 向老年人解释操作目的及注意事项,征得老年人同意。 (2) 搀扶老年人进浴室(或用轮椅运送)	老年人单独洗浴时,叮嘱老年人浴室不要锁门,可在门外把手上悬挂示意标牌。照护人员应经常询问老年人是否需要帮助
(二) 准备		
1. 照护人员准备	着装整洁,洗手	
2. 老年人准备	协助老年人坐于床上	
3. 环境准备	关闭门窗,冬季调节室温至24℃~26℃	浴盆内应放置防滑垫,以防老年人滑倒
4. 用物准备	浴盆设施、毛巾2条、浴巾1条、浴液1瓶、洗发液1瓶、清洁衣裤1套、梳子1把、座椅1把。必要时备吹风机1个	物品摆放以整齐、方便操作为原则
操作中		
1. 放水调温	浴盆中放水1/3~1/2满,水温约40℃(手伸进水中,温热不烫手为宜)	
2. 协助洗浴	(1) 进入浴盆:浴盆内放置防滑垫,协助老年人脱去衣裤(肢体活动障碍时,应先脱健侧衣裤,后脱患侧衣裤),搀扶老年人进入浴盆坐稳(需要时将老年人抱入),嘱老年人双手握住扶手或盆沿	老年人盆浴时牢记"三不过": (1) 时间不能过长; (2) 水温不可过高; (3) 水量不可过多,以免引起不适
	(2) 协助洗头:叮嘱老年人低头闭眼,用花洒淋湿头发,将洗发液揉搓至有泡沫后涂于老年人头发上,双手十指指腹轻轻揉搓头发、按摩头皮(按摩时力量不宜过大,顺序由发际向头顶部揉搓)。随时观察老年人身体有无不适,用花洒将头发冲洗干净	
	(3) 洗浴身体:浸泡身体后放掉浴盆中的水,由上至下涂抹浴液,涂擦面部、耳后、颈部、双上肢、胸腹部、背部、双下肢,最后擦洗臀部、会阴及双脚。用花洒将全身浴液冲洗干净	协助老年人盆浴时,随时观察和询问老年人的反应,如有不适,应迅速结束操作,告知专业医护人员

续表

操作步骤	操作程序	注意事项
3. 擦干更衣	用浴巾包裹老年人身体，协助老年人出浴盆，擦干身体坐在浴室座椅上，毛巾擦干头发。协助老年人更换清洁衣裤（肢体活动障碍时，应先穿患侧衣裤，后穿健侧衣裤）	
操作后		
1. 整理用物	（1）搀扶（或用轮椅运送）老年人回床休息，协助老年人采取舒适卧位。 （2）整理用物，刷洗浴盆，清洁浴室	
2. 洗手	卫生洗手	
3. 记录	记录老年人的反应，身体有无不适	

三、为老年人床上擦浴

操作步骤	操作程序	注意事项
操作前		
（一）评估与沟通		
1. 评估	（1）老年人身体状况、是否适宜床上擦浴。 （2）老年人清洁习惯，对清洁的需求程度、清洁相关知识的了解程度。 （3）评估老年人皮肤的清洁度、皮肤有无异常改变。 （4）老年人是否需要使用便器	
2. 沟通	向老年人解释擦浴目的及注意事项，老年人理解，同意操作	
（二）准备		
1. 照护人员准备	着装整洁，洗手	
2. 老年人准备	协助老年人平卧于床上	
3. 环境准备	关闭门窗，冬季调节室温至24℃～26℃	
4. 用物准备	脸盆3个（身体、臀部、脚）、毛巾2条（臀部、脚）、方毛巾1条、浴巾1条、浴液1瓶、橡胶单1块、清洁衣裤1套、暖水瓶1个、污水桶1个，必要时备屏风等	摆放以整齐、方便操作为原则
操作中（注：擦洗时一般用热水擦净，浴巾擦干即可；如皮肤油污较多应做到"一湿、二皂、三净、四干"）		
1. 备齐用物	备齐用物携至床旁（多人同住一室，拉上窗帘或用屏风遮挡）。脸盆内盛装40℃～45℃温水，协助老年人脱去衣裤，盖好被子	维护老年人隐私，注意保暖，以防受凉

项目五 清洁照护

107

操作步骤	操作程序	注意事项
2. 顺序擦浴	（1）擦洗脸部：将浴巾铺在枕头及胸前被子上，将小毛巾浸湿后拧干，对折后用小毛巾四个角分别擦净老人双眼的内眼角和外眼角。洗净小毛巾包裹在手上，涂上香皂或浴液，依次擦拭额部、鼻部、脸颊、耳后、颈部。额部从中间分别向两侧擦洗，鼻部从上向下擦洗，面颊从鼻唇、下巴向左右面颊部擦洗，颈部从中间分别向两侧擦洗，洗净小毛巾。同法擦净脸上浴液，再用浴巾沾干脸上水分	（1）操作时动作要迅速、轻柔。 （2）注意调整水温，及时更换温水
	（2）擦洗手臂：暴露近侧手臂，浴巾半铺半盖于手臂上，小毛巾包手，涂上浴液，打开浴巾从前臂向上臂擦洗，擦手，擦洗后用浴巾遮盖，洗净小毛巾，擦净上臂浴液，再用浴巾包裹沾干手臂上的水分。同法擦洗另一侧手臂	穿脱衣服顺序： （1）脱：先近后远，如肢体有伤先健侧后患侧。 （2）穿：先远后近，如肢体有伤先患侧后健侧，擦洗上肢时由远心端向近心端擦洗
	（3）擦洗胸部：将被子向下折叠暴露胸部，用浴巾遮盖胸部。将清洁的方毛巾包裹在手上，倒上浴液，打开浴巾由上向下擦拭胸部及两侧，注意擦净皮肤皱褶处（如腋窝、女性乳房下垂部位），擦洗后用浴巾遮盖，洗净小毛巾。同法擦净胸部浴液，再用浴巾沾干胸部水分	（1）擦洗过程中，注意观察老年人反应，如出现寒战、面色苍白等情况，要立即停止擦浴，采取保暖措施，告知专业医护人员。 （2）为女性老年人擦洗乳房时，要注意乳房下缘皮肤皱褶处。 （3）擦洗中保护隐私，注意保暖
	（4）擦洗腹部：将盖被向下折至大腿根部，用浴巾遮盖胸腹部。将清洁的小毛巾包裹在手上，涂上浴液，打开浴巾下角暴露腹部，由上向下擦洗腹部及两侧，擦洗后用浴巾遮盖，洗净小毛巾。同法擦净腹部浴液，再用浴巾沾干腹部水分	擦洗腹部时，注意肚脐的位置
	（5）擦洗背臀：协助老年人翻身侧卧，背部朝向照护人员。被子上折暴露背臀部，浴巾铺于背臀下，向上反折遮盖背臀部。将清洁的小毛巾包裹在手上，倒上浴液，打开浴巾暴露背臀部，由腰骶部分别沿脊柱两侧螺旋形向上擦洗全背。分别环形擦洗臀部，擦拭后用浴巾遮盖，洗净小毛巾。同法擦净背臀部浴液，再用浴巾沾干背臀部水分	必要时用50%乙醇按摩

续表

操作步骤	操作程序	注意事项
2. 顺序擦浴	（6）擦洗下肢：协助老年人平卧，盖好被子。暴露一侧下肢，浴巾半铺半盖。将清洁的小毛巾包裹在手上，涂上浴液，打开浴巾暴露下肢，另一手扶住下肢的踝部成屈膝状，由小腿向大腿方向擦洗，擦拭后用浴巾遮盖，洗净小毛巾。同法擦净下肢浴液，再用浴巾沾干下肢上的水分。同法擦洗另一侧下肢	老年人平卧，盖好被子。暴露一侧下肢，浴巾半铺半盖。擦拭部位，打开浴巾
	（7）足部清洗：更换水盆（脚盆），盛装为脚盆一半的40℃～45℃温水。将被子的被尾向一侧打开暴露双足，取软枕垫在老年人膝下支撑。足下铺橡胶单和浴巾，水盆放在浴巾上，将老年人一只脚浸于水中，涂拭浴液，用专用脚巾擦洗足部（注意洗净脚趾缝），洗后将脚放在浴巾上。同法清洗另外一只脚。撤去水盆，拧干脚巾，擦干双脚	（1）更换水盆。 （2）老人另一只脚用浴巾遮盖
	（8）擦洗会阴：更换水盆（专用盆），照护人员一手托起老年人臀部，另一只手铺橡胶单和浴巾，将专用毛巾浸湿拧干。 女性老年人：擦洗顺序由阴阜向下至尿道口、阴道口、肛门，边擦洗边转动毛巾，清洗毛巾后分别擦洗左右侧腹股沟部位。 男性老年人：按顺序擦洗尿道外口、阴茎、包皮、阴囊、腹股沟和肛门。随时清洗毛巾，直至清洁无异味。撤去橡胶单和浴巾。协助老年人更换清洁衣裤	（1）清洗会阴部、足部，换盆、换水、换毛巾。 （2）照护人员洗手后再操作。 （3）男性老年人注意清洗冠状沟
操作后		
1. 整理用物	（1）帮老年人盖好被子，撤去屏风。 （2）清理用物，开窗通风	
2. 洗手	卫生洗手	
3. 记录	（1）记录老年人身体和心理反应。 （2）记录皮肤情况	

任·务·评·价

《身体清洁》任务学习自我检测单

姓名：_____ 专业：_____ 班级：_____ 学号：_____

任务分析	身体清洁的重要性	
	身体清洁的要求	
	清洁用品使用的指导	
	老年人沐浴的种类	
	皮肤清洁的观察要点	
任务实施	协助老年人淋浴	
	协助老年人盆浴	
	为老年人床上擦浴	

任务四　床上物品更换

案例导入

张大爷，76岁，失能老人，因脑梗死导致左侧肢体瘫痪，长期卧床，意识清楚。因尿湿了床单，为了给老人创造干净、整洁、舒适的环境，让老人感觉身心愉悦，照护人员现需要为长期卧床的张大爷更换床单。

请问：1. 照护人员如何为张大爷更换床单？
　　　2. 在操作中，照护人员需要注意哪些方面？

任务目标

1. 照护人员及时为张大爷换上了清洁的床单，更换过程中张大爷配合，过程顺利。
2. 在更换床单过程中，张大爷未出现不适，没有发生坠床等安全事故。
3. 张大爷清洁、舒适，无并发症。床单整洁、美观，房间无异味。

 知识储备

居室环境整洁，可以降低老年人患病概率。床单位是老年人生活休息的必备生活单位，为老年人整理更换床单位，创造清洁、舒适的居室环境是照护人员的职责之一。

一、清扫整理床单位的重要性

一个整洁舒适的床单位可以让老年人更好地休息生活，同时保证居室环境的干净整洁，对于长期卧床的老年人而言更可以避免并发症的发生。

二、清扫整理床单位的要求

床单位（包括床、床上用品、床头柜、座椅等）每天清扫擦拭一次，保持床铺清洁、干燥、平整。扫床时，床刷要套上刷套（布类床刷套使用后用500mg/L的含氯消毒液浸泡，以挤不出水为宜。一次性床刷套用后放污物桶集中处理）进行清扫。一床一套床上用品，不要混用。

对于长期卧床的老年人，照护人员应在三餐后、晚上睡前清扫整理床单位，避免食物残渣掉落床上，导致老年人休息时引起不适，甚至引发压疮的形成。

三、更换被服的重要性

定期为老年人更换被服，可以使床单位保持平整、干净、无褶皱，使老年人睡卧舒适，居室整洁美观。对卧床的老年人的病情进行观察，协助老年人变换卧位，同时预防压疮等并发症的发生。

四、更换被服的要求

床单位应每日清扫一次，被褥要定期拿到户外晾晒（春、秋、冬季两周在太阳下暴晒一次）。一般情况下床单、被套、枕套每周更换一次，若被大小便、汗液、呕吐物打湿、污染，应随时更换。

任·务·实·施

一、为老年人整理床单位

操作步骤	操作程序	注意事项
操作前		
（一）评估与沟通		
1. 评估	评估老年人的意识状态和自理能力	
2. 沟通	向老年人解释，取得理解与配合	
（二）准备		
1. 照护人员准备	着装整洁、戴口罩	照护人员在整理床单位时需要佩戴口罩
2. 环境准备	环境安静	
3. 物品准备	护理车1辆、床刷1把、一次性床刷套数个	
操作中		
1. 折叠棉被	将棉被折叠成方块状，将枕头放于棉被上，一同置于床旁椅上	
2. 整理床单	按先床头后床尾的顺序，先将床头部位床单反折于床褥下压紧，再将床尾部床单拉平反折于床褥下	
3. 准备床刷	将床刷套套在床刷外面	在使用床刷套时每床一个，不可重复使用
4. 清扫床单	从床头纵向扫床至床尾，每一刷要重叠上一刷的1/3，避免遗漏	
操作后		
1. 整理用物	撤下床刷套，将枕头放于床头，被子放于床尾	
2. 洗手	卫生洗手	
3. 记录	记录整理床单位时间，签名	

二、为老年人更换被服

操作步骤	操作程序	注意事项
操作前		
（一）评估与沟通		
1. 评估	（1）评估老年人的健康及意识状态，有无活动受限，更换卧位的能力及合作程度。 （2）老年人心理反应	
2. 沟通	向老年人解释更换被服的目的，征得老年人理解并配合	
（二）准备		
1. 照护人员准备	着装整洁、修剪指甲、洗手、戴口罩	
2. 老年人准备	让老年人平卧于床上，为其盖好被子	
3. 环境准备	室内环境安静、安全。关闭门窗，调节室温至24℃~26℃	
4. 物品准备	护理车1辆、床刷1把、一次性床刷套数个、清洁床上用品一套（被套、床单、枕套），必要时备清洁衣裤	
操作中		
1. 更换床单	（1）将准备好的清洁床上用品按使用顺序放在床尾椅上。如床单、被套、枕套（上层床单，中层被套，下层枕套）。 （2）照护人员操作时站在床的右侧，一手托起老年人头部，另一只手将枕头平移到床的左侧床头，拉起对侧床挡，协助老年人翻身侧卧于床左侧（背朝向照护人员）盖好被褥。先从床头至床尾松近侧的床单，将床单接触皮肤面向上（污染面）卷起塞于老年人身下。 （3）套上床刷套，从床中线开始清扫橡胶单和床褥，从床头扫至床尾，每扫一刷要重叠上一刷的1/3，避免遗漏，将扫净的橡胶单先搭在老年人的身上	（1）一床一刷套，不可重复使用。 （2）操作时照护人员应动作轻稳，注意节力，如两人操作时应协调配合。 （3）协助老年人翻身侧卧时，拉对侧床栏，以防老人坠床。用力要妥当，避免托、拉、推的动作
2. 铺清洁床单	（1）床单的中线对齐床中线，展开近侧床单平整铺于床褥上，将对侧床单向下（清洁面）卷起塞于老年人身下，分别将近侧床单的床头、床尾部分反折于床褥下绷紧床单，近侧中间部分的床单平整塞于床褥下。 （2）将枕头移至近侧，协助老年人翻转身体，侧卧于清洁床单上（面向照护人员），盖好被子，立起近侧床挡。 （3）照护人员转至床对侧，放下床挡，从床头至床尾松开床单，将污床单从床头向床尾卷起，放在护理车上的污物袋内，清扫褥垫上的渣屑（方法同上），撤下床刷套。 （4）拉平老年人身下的清洁床单，平整铺于床褥上（方法同上）。协助老年人平卧于床中线上，盖好被子	（1）保障老年人安全，必要时拉上床挡，防止老年人坠床。 （2）体位舒适，维护老年人隐私，避免受凉。 （3）随时观察老年人的情况

续表

操作步骤	操作程序	注意事项
3. 更换被套	（1）照护人员站在床左侧，将棉被展开，打开被尾开口，一手抓住被套边缘，另一手伸入被套中分别将两侧棉胎向中间对折；一手抓住被套头端部分，另一手抓住棉胎头端部分，将棉胎从被套中撤出，S形折叠置于床尾。被套仍覆盖在老年人身上，将清洁被套平铺于污染被套上，中线对准床中线。被套的头端置于老年人颈肩部。打开清洁被套被尾开口端1/3。 （2）将棉胎装入清洁被套内，并将棉胎分别向两侧展开，和被套对齐后整理平整。将污被套从床头向床尾方向翻卷撤出，放于污衣袋内。 （3）棉被两侧分别向内折叠，被尾塞于床垫下	（1）更换被套时，避免遮住老年人口、鼻。棉胎装入被套内，被子头端应充实，不可有虚沿。 （2）操作时动作轻稳，注意节力，如两人操作时应协调配合，不要过多暴露老年人身体，维护老年人隐私。注意保暖，避免老年人受凉
4. 更换枕套	（1）照护人员一（右）手托起老年人头颈部，另一（左）手从近侧撤出枕头。 （2）将枕芯从枕套中撤出，污枕套放在护理车上的污物袋内。 （3）在床尾椅上取出清洁枕套反转内面朝外，双手伸进枕套内撑开揪住两内角，抓住枕芯两角，反转枕套套好。 （4）将换好的枕头从老年人胸前放至对（左）侧头部旁边，照护人员一（右）手托起老年人头颈部，一（左）手将枕头拉至老年人头下适宜位置，以老年人感觉舒适为宜	（1）套好的枕头四角充实，枕套开口背门。 （2）必要时，为老年人更换衣裤
操作后		
1. 整理用物	床旁桌椅回归原位，更换用物放置于污物袋内	
2. 开窗通风		
3. 洗手、记录		

任·务·评·价

《床上用品更换》任务学习自我检测单

姓名：_____　　专业：_____　　班级：_____　　学号：_____

任务分析	清扫整理床单位的重要性	
	清扫整理床单位的要求	
	更换被服的重要性	
	更换被服的要求	
任务实施	整理床单位	
	更换被服	

项目五　清洁照护

任务五　仪容仪表修饰

案例导入

赵大爷，73岁，因脑血管意外后遗症致右上肢行动不便，生活不能自理，有认知障碍、语言障碍等表现。不能根据天气的变化加减衣物，不会自己修剪指甲、胡子。有时候洗澡和穿衣服都需要照护人员协助。近日查房，照护人员发现老人衣衫不整，胡子拉碴。照护人员应根据赵大爷的生活习惯采取相应措施修饰其仪容仪表。

请问：照护人员如何协助赵大爷保持仪容仪表？

任务目标

1. 照护人员能根据老年人年龄特点使赵大爷保持应有的仪容仪表。
2. 赵大爷通过保持应有的仪容仪表而获得尊重。
3. 赵大爷随时保持着装整洁、无胡须。

知识储备

仪容仪表体现了老年人的精神面貌。老年人因各种原因会出现无法自己完成仪容仪表修整的情况，这就需要照护人员为老年人进行修饰。照护人员需要掌握仪容仪表修饰的重要性、要求、基本原则等相关基础知识，以及为老年人修剪指（趾）甲、为男性老年人剃须、为老年人修饰、整理仪容仪表等服务技能。

一、帮助老年人修饰的重要性及要求

仪容仪表是指人的外观、容貌、外表。仪容仪表包括人的外貌、服饰和仪态等，它反映出一个人的精神状态和礼仪素养。适宜、得体的仪容仪表能使人自信心增加，心情愉悦，得到他人的尊重，同时给人留下良好的印象。修饰仪容仪表的基本原则是整洁、美观、舒适、得体。

二、帮助老年人修饰仪容仪表要点

保持老年人衣裤整洁，着装得体；面部、口腔、头发清洁，身体清洁无异味；指（趾）甲修剪整齐，长短适宜；男性老年人应每日剃须；保持良好心态，面部常带笑容。

任务实施

操作步骤	操作程序	注意事项
操作前		
(一) 评估与沟通		
1. 评估	评估老年人健康状况、卫生情况、生活习惯、文化素养、仪容仪表修饰的习惯、着装习惯等	(1) 根据季节调节室温。 (2) 根据老年人健康状况、文化素养等协助整理仪容仪表
2. 沟通	对于能够有效沟通的老年人，照护人员应询问老年人床号、姓名，并向老年人解释操作目的、方法及注意事项，以取得老年人的配合	对于不能有效沟通或沟通障碍的老年人，应核对老年人的房间号、床号、床头卡姓名，并耐心解释
(二) 准备		
1. 照护人员准备	修剪指甲，清洁洗手，着装整洁	
2. 老年人准备	老年人了解仪容仪表修饰的重要性，根据病情取坐位或卧位	
3. 环境准备	环境宽敞、明亮、舒适、安全，温、湿度适宜	根据季节调节室温
4. 用物准备	电动或手动剃须刀、毛巾 2 条、脸盆（盛温水）、润肤油、指甲刀、纸巾、镜子、梳子、适宜服装（自备）	可根据需要准备其他用物
操作中		
1. 沟通	对于能够有效沟通的老年人，照护人员再次核对（向）老年人，并解释操作的目的、需要配合的方法（动作）以及注意事项等，取得老年人的配合	

续表

操作步骤	操作程序	注意事项
2. 修剪指（趾）甲	（1）手（或足）下铺垫纸巾。 （2）照护人员左手握住老年人一只手的手指（或足的脚趾），右手持指甲刀（弧形）修剪指甲（达）长度适宜。 （3）逐一进行修剪。 （4）锉平边缘：用指甲锉逐一（修理）锉平指甲边缘	（1）老年人沐浴后指甲较软，更便于修剪。 （2）如果指甲较硬，可用温热毛巾包裹片刻，再行修剪。 （3）修剪指（趾）甲时，避免损伤皮肤
3. 剃须	（1）照护人员需在男性老年人晨起清洁面部后协助进行剃须。 （2）左（一）手绷紧皮肤，右（一）手打开电动剃须刀开关，按照（以）从左到右、从上到下的顺序剃须，剃须完毕，用毛巾（或洁面巾）擦拭剃须部位。检查是否刮净，有无遗漏部位，涂擦润肤油	（1）胡须较为坚硬时，可用温热毛巾热敷5~10min。 （2）剃须时，需（要）绷紧皮肤，以免刮伤皮肤
4. 老年人仪容仪表的整理	（1）老年人端坐于椅子上。 （2）检查整理仪容： ①检查老年人仪容是否整洁、干净。 ②整理仪容，可用毛巾（或洁面巾）擦拭去除口角、眼角及鼻孔的分泌物。 ③头发梳理整齐。 （3）检查整理仪表。 ①检查老年人仪表是否干净、整洁、舒适、得体。 ②整理仪表，根据时间、地点、场合选择适宜着装，用湿毛巾擦拭，去除衣物上的头屑、脱落头发。	长发应从发尾逐步进行梳理，打结的长发可以用30%的乙醇来进行梳理
操作后		
1. 协助老年照镜子	协助老年人照镜子，根据老年人要求进一步修饰，满足老年人精神要求，让老年人对自己的仪容仪表满意	仪容仪表基本要求做到干净、整洁。可根据老年人需求做进一步修饰
2. 整理用物	用物放回原处，清洗消毒用物，晾干备用	
3. 洗手记录	洗手，记录照护的内容	记录全面准确

任·务·评·价

《仪容仪表修饰》任务学习自我检测单

姓名：_____　　专业：_____　　班级：_____　　学号：_____

任务分析	帮助老年人修饰的重要性及要求	
	帮助老年人修饰的观察要点	
实施步骤	操作前：评估与准备	
	操作中：仪容仪表修饰帮助	修剪指（趾）甲
		剃须
		梳理头发及其他
	操作后：整理及记录	

项目五　清洁照护

119

任务六 衣物更换

案例导入

杨大妈，75岁，右手桡骨骨折，既往有脑溢血后遗症病史，右侧肢体偏瘫而卧床，右手手腕无法弯曲，右侧膝部不能弯曲，说话口齿不清。某日，照护人员为老人翻身时，发现其衣物被尿湿。因杨大妈处于偏瘫状态，照护人员需根据杨大妈的肢体情况为其更换衣物。

请问：1. 照护人员如何为杨大妈更换衣物？
　　　2. 在为杨大妈更换衣物时应注意哪些方面的问题？

任务目标

1. 了解老年人选择服装应具备的特点。
2. 熟悉老年人适宜穿着的鞋袜。
3. 能为老年人更衣。

知识储备

老年人的体质变化较大，所以老年人的着装更要有讲究，正确地为老年人选择合适的衣着，及时为老年人更衣对于增加老年人的舒适度，提升自信，改善健康有着很大的帮助。老年人身体由于脊柱弯曲变形、关节硬化等生理变化，身体各部位长度变短，活动范围减少，甚至活动受限。因此照护人员需掌握老年人穿着应具有的特点，为老年人选择及搭配衣物等相关知识，协助老年人更换上衣（开襟上衣、套头上衣）、裤子等服务技能。

一、帮助老年人更衣的重要性及要求

老年人着装既要保暖、美观，更要舒适、健康。有些老年人由于年高体弱，生活自理能力下降，需要照护人员协助穿脱衣裤，因此，照护人员掌握快捷适宜的穿脱方法，同时达到省力、节力，可避免老年人受凉，减轻照护劳动强度。老年人选择合适的衣着，不仅感觉舒适，而且对健康有益处。老年人穿着应具有舒适、实用、整洁、美观四个特点。

（1）实用。衣着有保暖防寒的作用。老年人对外界环境的适应能力较差，许多老年人既怕冷，又畏热。因此，老年人在衣着上要考虑冬装求保暖，夏装能消暑，这是老年人在穿着上首先要考虑的问题。

（2）舒适。老年人体质要比中青年人弱些，动作迟缓，心肺功能也相应差些。因此，穿着不能对身体产生束缚感。老年人穿着应宽松舒适，柔软轻便，利于其活动。为了使老年人的服装轻软，还应注意面料和棉衣填充料的选择，纯棉制品四季适宜，夏季选用真丝、棉麻服装凉爽透气。

（3）整洁。整洁的衣着，不仅使老年人显得精神焕发、风度儒雅，也有利于身体健康防病。保持外衣挺括、清洁，内衣及夏季衣服更应经常换洗。

（4）美观。根据老年人自身文化素养、品味选择适宜的老年人服装，既要求素雅、深沉，又应该赋予时代感，款式上应朴素大方、简洁明快，方便穿着。

二、老年人衣物的选择及搭配

1. 老年人适宜的袜子

老年人适合穿着棉质松口的袜子。袜口紧会导致血液回流欠佳，足部肿胀不适。勤换洗袜子有利于足部的健康（见图 5-6-1）。

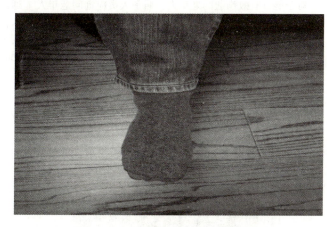

图 5-6-1

2. 老年人适宜的鞋

老年人应选择保暖性能好、透气性好、防滑性好及轻软的鞋，鞋码大小要合适。日常行走可选择旅游鞋、休闲鞋、布鞋，运动时最好选择鞋底硬度适中、有点后跟、前部翘一点的运动鞋、健身鞋。少穿拖鞋，若在（居）室内穿着拖鞋，也应选择长度和高度刚刚能将足部塞满整块鞋面的、后跟在 2~3cm 的拖鞋或平底鞋。老年人应选择具有轻便、柔软、排汗、减震、舒适、安全等特点的鞋（见图 5-6-2）。

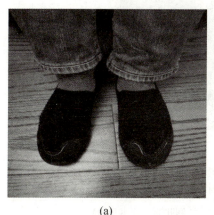
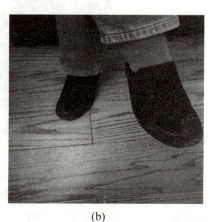

(a)　　　　　　　　　　　(b)

图 5-6-2

任·务·实·施

操作步骤	操作程序	注意事项
操作前		
（一）评估与沟通		
1. 评估	照护人员应评估老年人的意识状态、身体状况、受压局部皮肤和会阴部皮肤情况等	
2. 沟通	对于能够有效沟通的老年人，照护人员应询问老年人床号、姓名，并向老年人解释操作的目的和方法，以取得老年人的配合	对于不能进行有效沟通或低效型沟通的老年人，应主动核对老年人相关信息，耐心解释，用心观察不适反应
（二）准备		
1. 照护人员准备	修剪指甲，清洁洗手，着装整洁	
2. 老年人准备	如病情允许，优先安置老年人坐位，其次为卧位	
3. 环境准备	环境宽敞、明亮、舒适、安全，关闭门窗，拉上窗帘，冬季调节室温至24℃~26℃	
4. 物品准备	（1）清洁的开襟上衣或套头上衣、裤子。 （2）如有需要可酌情备脸盆（盛温水）、毛巾、护肤油（或爽身粉）、清洁的衣服（自备）	
操作中		
1. 沟通	照护人员耐心向老年人解释操作的目的、更衣时需要配合的动作、注意事项等，取得老年人的配合	
2. 清洗局部皮肤	清洗被尿液浸润的皮肤，擦干，抹润肤油（或爽身粉）	

续表

操作步骤	操作程序	注意事项
3. 更换开襟上衣	（1）解衣，侧卧。 （2）掀开盖被，解开上衣纽扣	
	（3）协助翻身。一只手扶住老年人肩部，另一只手扶住老年人髋部，协助老年人翻身	协助老年人翻身时，要注意老年人的安全
	（4）脱去一侧衣袖	遇老人一侧肢体不灵活时，应卧于健侧，患侧在上
	（5）脱旧穿新。 （6）取清洁开襟上衣，先穿好一侧（患侧）的衣袖	（1）如果老人上肢有疾患，应先脱健肢，再脱患肢；先穿患肢，再穿健肢。 （2）操作轻柔快捷，避免老人受凉
	（7）其余部分（清洁及需更换的上衣）平整地塞（掖）于老年人身下	

续表

操作步骤	操作程序	注意事项
3. 更换开襟上衣	（8）协助老年人取平卧位。 （9）从老年人身下拉出清洁及需更换的上衣。 （10）脱下需更换的上衣。 （11）穿上另一侧清洁的上衣，整理老人身体下的衣服，避免产生皱褶	避免压疮的发生
	（12）协助老人取舒适卧位。 （13）盖好被子，整理床铺。 （14）清洗换下的衣物，晾干备用	可根据病情取体位
4. 更换套头上衣	（1）如病情允许可协助老年人取坐位。 （2）脱衣。 （3）将套头上衣的下端向上拉至胸部，从背后向前脱下衣身部分	
	（4）一手扶住老年人肩部，另一只手拉住近侧袖口，脱下一侧衣袖。同法脱下另一侧衣袖	（1）遇老年人一侧肢体不灵活时，应先脱健侧，后脱患侧。 （2）根据案例应该先脱去患者健侧（左侧）

续表

操作步骤	操作程序	注意事项
4. 更换套头上衣	（5）穿衣。 ① 辨别上衣前后面。 ② 照护人员一手从衣袖口处伸入至领口（衣身）开口处，握住老年人手腕，将衣袖套入老年人手臂往上拉，同法穿好另一侧。 ③ 握住衣身背部的下开口至领口部分，一起套入老年人头部往下拉，整理好上衣	（1）遇老年人一侧肢体不灵活时，应先穿患侧，后穿健侧。 （2）根据案例应该先穿患侧（右侧）肢体衣袖。操作轻柔快捷，避免老年人受凉
5. 更换裤子	（1）脱下裤子。 ① 体位：协助老年人取坐位或平卧位。 ② 为老年人松开裤带、裤扣。 方法一：协助老年人身体平躺，将裤子从腰部一起向下拉至臀下，两侧再脱到膝关节下。 方法二：协助老人身体右倾，将裤子左侧向下拉至臀下，再协助老人身体左倾，将右侧部分拉至臀下及膝关节下。 ③ 抬起一侧下肢，脱下一侧裤腿。同法脱去另一侧	遇老年人一侧肢体不灵活时，应先脱健侧，后脱患侧

项目五　清洁照护

125

操作步骤	操作程序	注意事项
5. 更换裤子	（2）更换裤子。 ①取清洁裤子辨别前后及正反面。 ②照护人员右手从裤管口套入至裤腰开口，轻握老年人脚踝，左手将裤管向老年人大腿方向提拉。同样方法穿上另一条裤管	遇老年人一侧肢体不灵活时，应先穿患侧，后穿健侧
操作后	（1）协助老年人盖好被子。 （2）整理床单位。 （3）洗手，记录	记录正确

任・务・评・价

《衣物更换》任务学习自我检测单

姓名：_____ 专业：_____ 班级：_____ 学号：_____

任务分析	帮助老年人更衣的重要性及要求	
	老年人衣物的选择及搭配	
实施步骤	操作前：评估与准备	
	操作中：更衣帮助	
	操作后：整理及记录	

项目五 清洁照护

任务七 压疮预防

案例导入

肖大爷，85岁，于2年前入住养老机构。2天前，肖大爷在机构内行走时不慎摔倒，后经医院诊断为胫骨骨折。治疗期间，遵医嘱绝对卧床休息，同时保证营养摄入。照护人员应注意肖大爷床单位及个人卫生，协助定时翻身避免压疮的发生。

请问：照护人员通过哪些方法来帮助肖大爷预防压疮？

任务目标

1. 肖大爷卧床期间皮肤完好，无压疮发生。
2. 肖大爷愿意配合照护人员完成预防压疮的操作。

知识储备

卧床老年人最容易出现的皮肤问题就是压疮。绝大多数压疮是可以预防的。照护人员在照护过程中，严格检查老年人皮肤情况，可以通过为卧床老年人翻身，帮助维持其个人卫生清洁，如保持皮肤清洁，更换内衣物和被物等操作，以避免或减轻老年人皮肤局部长时间受压的情况，从而减少压疮的发生。掌握预防老年人发生压疮的观察要点和方法，以及为卧床的老年人翻身的服务技能是对照护人员的要求之一。

一、压疮的照护

（一）压疮的定义

由于局部组织长期受压，发生持续缺血、缺氧、营养不良而致组织溃烂坏死称为压疮，也叫压力性溃疡、褥疮。

（二）为老年人翻身的目的

为卧床老年人翻身的目的是保护其骨隆突出的软组织，避免长期受压，交替解除压迫是预防压疮最重要的方法。

二、老年人发生压疮的常见原因

（一）长期卧床

老人长期卧床或长时间不改变体位，使局部受压过久，导致血液循环障碍。多见于昏迷、瘫痪、极度消瘦、营养不良、水肿，以及不能自理的老年人。

（二）皮肤受潮湿、摩擦等物理刺激影响

如大小便失禁，床单位不平整等情况，导致皮肤抵抗力降低，从而造成皮肤完整性被

破坏。

(三) 固定性的治疗或护理保护措施使用不当

如石膏绷带、夹板、约束具等医疗用具，使用时操作不当，导致局部血液发生循环障碍。

三、预防压疮发生的方法

(一) 评估老年人

评估的内容可包括营养状态、局部皮肤状态，了解压疮的危险因素。

(二) 避免局部长期受压

（1）对活动能力受限或卧床的老年人，照护人员应定时为其更换体位。

（2）翻身的时间应根据老年人病情及受压处的皮肤情况决定，一般间隔 2h 翻身一次，如特殊情况，可间隔 30min 至 60min 翻身一次。更换体位时要注意避免产生拖、拉、拽等动作，避免皮肤受摩擦力和剪切力的作用。同时在更换体位时除了掌握翻身技巧，还能借助辅助装置，借力有效地完成操作。

（3）长期卧床老年人为了避免长时间局部受压，可以使用交替式充气床垫，使身体受压部位交替着力。也可使用楔形海绵垫垫于老年人腰背部，使老年人身体偏向一侧，与床铺成 30°。

（4）坐轮椅的老年人，轮椅座位上需增加 4~5cm 厚的海绵垫，同时注意可每 15min 抬起身体一次，更换座位身体的着力点。

（5）关节骨隆突部位的压疮预防，可在老年人一侧肢体两关节之间肌肉丰富的部位加垫软枕。骨隆突处皮肤可使用透明贴膜或者减压贴膜保护局部减压。

(三) 皮肤的保护

加强观察和护理，避免老年人皮肤受潮湿、摩擦及排泄物的刺激。

（1）保持老年人皮肤清洁，大小便后及时清洗。清洗时不要使用刺激性大的碱性肥皂，可用清水或弱酸性的沐浴露，避免用力揉搓。清洗后皮肤可涂擦润肤乳液预防干燥。

（2）保持老年人的床单位清洁、平整、干燥。衣物应选择柔软、宽松的吸汗且不刺激皮肤棉质类，如内衣及被服一旦潮湿应及时更换。

(四) 加强老年人营养

摄取高热量、高蛋白、高纤维素、高矿物质饮食，必要时，少食多餐。

(五) 促进受压部位的血液循环

如可以用温水为老年人擦澡、擦背等，以促进血液循环。

任·务·实·施

操作步骤	操作程序	注意事项
操作前		
(一) 评估与沟通		
1. 评估	评估老年人营养状态、局部皮肤状态、躯体活动能力、全身状态,如有无水肿、有无大小便失禁等	根据季节调节室温
2. 沟通	对于能够有效沟通的老年人,照护人员应询问老年人床号、姓名,了解翻身情况,并向老年人讲解操作的目的、方法和注意事项,以取得老年人的配合	对于不能进行有效沟通的老年人,应核对老年人的床号、床头卡姓名,查看翻身记录卡
(二) 准备		
1. 照护人员准备	衣帽整洁、清洗并温暖双手	体现人文关怀
2. 环境准备	关闭门窗,拉上窗帘,光线充足,(冬季)调节室温至24℃~26℃	根据季节调节室温
3. 物品准备	软枕数个、脸盆(盛温水)、毛巾、翻身记录单、笔,必要时备床挡	
操作中		
1. 沟通	对于能够有效沟通的老年人,照护人员再次向老年人解释操作的目的、翻身时需要配合的动作以及注意事项等,取得老年人的配合	卧床老年人,一般情况下2h翻身1次,必要时30~60min翻身1次
2. 协助卧床老年人翻身	(1) 根据老年人身体情况,协助其摆放舒适的体位。 (2) 掀开被角,将老年人近侧手臂放于枕边,远侧手臂放于胸前。 (3) 在被子内将远侧下肢搭在近侧下肢上。 (4) 照护人员双手分别扶住老年人的肩和髋部向近侧翻身,使老年人呈侧卧位。 (5) 双手抱住老年人的臀部移至床中线位置,老年人面向照护人员	(1) 翻身时动作应轻缓,以免引起老年人不适。 (2) 应将老年人抬起,避免拖、拉、拽等动作,以免挫伤皮肤
3. 放置软枕	在老年人胸前放置软枕,上侧手臂搭于软枕上。小腿中部垫软枕。保持体位稳定舒适	
4. 检查背部皮肤	掀开老年人背部盖被,检查背部、臀部皮肤是否完好	保护好老年人隐私
5. 擦背,整理上衣	(1) 用温热毛巾擦净背部、臀部汗渍,拉平上衣。 (2) 用软枕支撑背部,盖好被子	避免用力揉搓

续表

操作步骤	操作程序	注意事项
操作后	（1）整理床单位：被褥平整干燥无皱褶，必要时加装床挡。 （2）洗手：照护人员洗净双手。 （3）记录：包括翻身时间、体位、皮肤情况（潮湿、压红、压红消退时间、水疱、破溃、感染等）。 （4）发现异常及时报告	记录准确全面

任·务·评·价

《压疮预防》任务学习自我检测单

姓名：_____ 专业：_____ 班级：_____ 学号：_____

任务分析	压疮及帮助老年人翻身的目的	
	预防压疮观察要点	
任务实施	操作前：评估与准备	
	操作中：协助翻身	
	操作后：整理、记录及报告	

任务八　终末消毒

案例导入

王奶奶，95岁，失智老人，于1年前从医院转到养老服务中心，既往患有高血压、冠心病病史，且患有重度阿尔茨海默病，大小便失禁。3天前，照护人员为王奶奶进行日常生活照护时，老人突然出现呼吸急促、面色苍白等症状，照护人员立即停止操作并通知医生，医生到场后对老人立即进行了抢救并拨打了120电话，120工作人员赶到后继续抢救，老人因抢救无效死亡。殡仪馆车辆将老人遗体运走后，照护人员须对该老人床单位、居室进行终末消毒。

请问：1. 照护人员如何对王奶奶住过的居室进行终末消毒？
　　　2. 终末消毒时需要注意哪些方面？

任务目标

1. 室内其他人员理解并配合操作。
2. 做好床单位和居室消毒，保持美观，做好迎接新照护对象的准备。

知识储备

传染源（患者和隐性感染者）离开有关场地后进行的彻底消毒处理，确保场所不再有存活的病原体，使场所无害化称为终末消毒。如医院内的感染症患者出院、转院或死亡后对其居住的病室及相关污染物品进行的消毒。照护人员需掌握终末消毒的概念、终末消毒的类别及方法等相关知识，以及对老年人的房间进行终末消毒和对老年人的居室进行紫外线消毒的服务技能。

一、终末消毒的意义

老年人抵抗力较低下，相比年轻人更容易发生各种感染，最常见的是呼吸道感染，感染发生后容易继发各种并发症，如气管炎、肺炎等，所以做好终末消毒是非常重要的。照护人员通过加强对老年人房间进行终末消毒，从而有效降低感染事件的发生，提高老年人生活质量。终末消毒进行得越及时、越彻底，防疫效果越好。

二、终末消毒的类别及方法

终末消毒的类别见表5-8-1。

表 5-8-1　终末消毒的类别

类别	消毒方法
空气	紫外线灯照射
地面、家具	消毒剂喷洒、擦拭
枕芯、被褥	日光暴晒 6h 以上
医疗用具（金属、橡胶、搪瓷、玻璃类）	擦拭、消毒剂浸泡、煮沸、高压灭菌
体温计、听诊器	75%酒精浸泡、擦拭
日常用物餐具、水杯、便器等	含氯消毒液浸泡
垃圾	集中焚烧

任·务·实·施

操作步骤	操作程序	注意事项
操作前		
（一）评估与沟通		
1. 评估	（1）死亡老年人的基本病情（有无传染病）。 （2）死亡时间。 （3）居室内有无异物。 （4）居室的面积，室内有无固定墙上的紫外线灯、屏风或窗帘	（1）如有传染病，应严格执行所对应的传染病终末消毒法。 （2）如居室内有遗物，应由两名工作人员共同核对、登记，及时联系家属。 （3）30W 的紫外线灯管可以消毒 15m³ 的房间
2. 沟通	（1）如有死者家属在场，给予其理解、同情和帮助。 （2）给予同居室老年人心理支持。 （3）向室内其他人员解释紫外线消毒的方法和注意事项，征得同意和配合	同居室中如老年人躁动，暂时不能进行紫外线消毒。若必须消毒，则应注意安全，保护得当，适当约束，专人看护
（二）准备		
1. 照护人员准备	穿工作服、戴好口罩、手套，必要时戴眼罩、穿隔离衣	如有传染病应严格按相应传染病终末消毒法要求进行准备
2. 室内人员准备	（1）活动的老年人：在照护人员的陪伴下转移出房间（搀扶或轮椅推出），待在一个安全、温暖的地方，注意防止老年人走失或摔倒，以避开紫外线的照射。 （2）活动不便的老年人：屏风挡护，并以大单或盖被保护身体及皮肤，嘱其佩戴墨镜，戴口罩，闭上眼睛；头部可用支架或防紫外线伞，支架外覆盖稍厚的棉布遮挡头面部	（1）要防止老年人走失，最好有专人看护。 （2）老年人不能移出房间者，要做好皮肤和眼睛的保护工作。 （3）对卧床老年人进行皮肤防护时，应防止窒息，头部覆盖时一定注意口鼻处，要留出空隙，便于呼吸

续表

操作步骤	操作程序	注意事项
3. 环境准备	（1）使用紫外线灯消毒前，确保室内整洁，因肉眼不可见灰尘和污垢，需关闭门窗，关闭日光灯。 （2）将房间内的杯子、餐盒盖好盖子	
4. 物品准备	（1）消毒液、拖把、抹布、污物袋。 （2）屏风、固定式紫外线灯或移动式紫外线车、紫外线登记本，必要时备大单、防紫外线伞、墨镜、口罩等	使用紫外线车（或灯）前，应观察紫外线照射时间及累计照射时间，是否需要更换灯管，检测紫外线照射强度，是否定期有人擦拭及每次操作人员是否有签名
操作中		
1. 居室的终末消毒	（1）消毒前准备：照护人员打开各种柜门、抽屉、翻转床垫，关闭门窗。 （2）选用消毒方法：照护人员选用不同的方法进行房间消毒。 （3）消毒后处理：打开门窗通风，将床上用品放入污物袋，用消毒液擦拭地面、家具	（1）按要求正确使用各种消毒剂。 （2）房间内的所用物品须经过终末消毒后方可进行清洁、处理
2. 居室的紫外线消毒	（1）将紫外线车/灯携至床旁，距床至少2m，远离老年人头部。 （2）检查紫外线车/灯，确保其处于备用状态。 （3）连接电源，再次确认老年人的保护情况。 （4）打开开关消毒。 （5）将紫外线车/灯的开关打开，照射时间为30~60min，对房间进行消毒。 （6）紫外线灯打开的过程中，要定时巡视病房情况，确保老年人的安全	（1）注意紫外线灯要距离地面2m才能起消毒作用。 （2）在消毒过程中禁止人员进入室内，因工作需要必须进入时，要停止照射。 （3）若在消毒过程中因特殊情况而终止消毒，再次打开需重新计时。 （4）若老年人在消毒过程中出现恶心、呕吐、心悸、气促、面色苍白、抽搐等症状，应及时停止消毒，并报告
操作后		
	（1）开窗通风。 （2）照射时间完成后，关闭紫外线车/灯的开关，断开电源。 （3）拉开窗帘，打开门窗。 （4）妥善安置居室的老年人。 ①卧床老年人：拿去保护老年人所用的大单、盖被，以及其他保护用具。 ②能活动的老年人：查看老年人情况，开窗通风30min后请室外老年人回到房间。 （5）整理用物：将紫外线车/灯移走，放回原处，用清洁的棉布擦拭。 （6）洗手。照护人员洗净双手。 （7）登记：在紫外线登记本上登记使用时间及情况，签字。	开窗通风时，注意室内老年人的保暖，切勿着凉

任·务·评·价

《终末消毒》任务学习自我检测单

姓名：_____ 专业：_____ 班级：_____ 学号：_____

任务分析	终末消毒的重要性和要求	
	终末消毒的类别	
任务实施	操作前：评估与准备	
	操作中：居室消毒	居室的终末消毒
		居室的紫外线消毒
	操作后：整理、安置与记录	

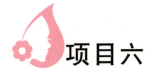

项目六

冷热应用

【项目目标】

1. 掌握热水袋、湿热敷、体温测量、冰袋及温水拭浴进行物理降温的操作方法及注意事项；发生异常时能及时进行处理，避免并发症的发生。

2. 熟悉老年人体温正常值及影响体温的因素，老年人使用热水袋、湿热敷、体温测量、冰袋、温水拭浴的重要性。

3. 照护人员要有爱心、耐心、细心、责任心，保证老年人的安全，建立人性化、个性化服务。

【项目概述】

冷热应用是老年照护中常用的一种物理治疗方法，是利用低于或高于人体温度的物质作用于人体表面。局部或全身冷热的应用可致使皮肤和内脏的血管收缩或扩张，改变体液循环和新陈代谢，达到降温或保暖目的。

照护人员主要完成给需要保暖老年人使用热水袋、运用湿热敷、测量体温、给高热老年人使用冰袋进行物理降温及使用温水拭浴五个任务。

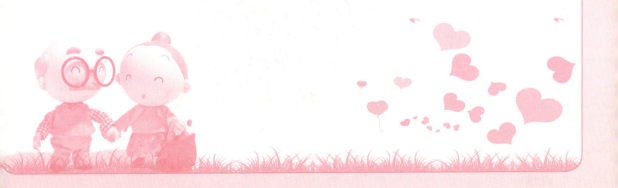

任务一 热水袋使用

案例导入

张婆婆,83岁,生活能自理,长住老年公寓。某天气温突然下降,张婆婆感觉手脚有些冰冷,晚上睡觉前就找照护人员小杨要热水袋,说太冷了,要拿热水袋灌热水放在被子里暖暖手脚。照护人员小杨给张婆婆解释用热水袋容易烫伤,就给张婆婆开空调,并且告诉张婆婆开空调整个房间都是暖和的。但是张婆婆说开空调空气不好,而且感觉干燥不舒服,坚持要用热水袋。

请问:1. 照护人员小杨怎样协助张婆婆使用热水袋?
　　　2. 张婆婆在使用热水袋时,如何防止发生烫伤?

任务目标

1. 张婆婆在小杨的协助下能正确使用热水袋。
2. 张婆婆在使用时未发生烫伤。
3. 张婆婆的需求得到满足,睡觉时感觉舒适、温暖。

知识储备

一、热水袋类型

(一) 橡胶热水袋

橡胶热水袋是用橡胶制成的热水袋。在热水袋中装入热水,放置所需部位,达到热水袋使用目的(见图6-1-1)。

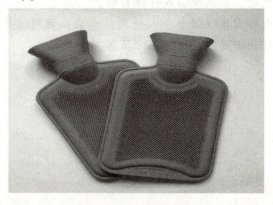

图 6-1-1 橡胶热水袋

（二）电热水袋

电热水袋（见图6-1-2）充电必须平放于干燥水平台面上，再连接电源进行充电，时间约5min，充电指示灯灭后断开电源，即可将电热水袋放置在所需部位，达到热水袋使用目的。

（三）其他致热用物——暖宝宝

使用暖宝宝（见图6-1-3）前，去掉外包装，让内袋（装有发热物质）充分暴露在空气中，粘贴至所需部位，立刻就能发热，达到用热目的。

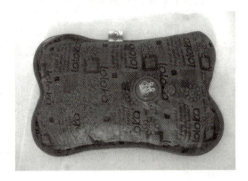

图6-1-2　电热水袋

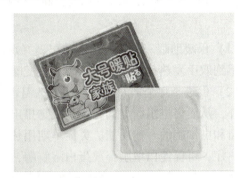

图6-1-3　暖宝宝

使用暖宝宝需注意：
（1）应贴于老年人内衣的外侧，不要直接贴于老年人皮肤上。
（2）不能与其他保暖工具同时用于同一部位。
（3）为了防止低温烫伤，晚上睡觉时不宜使用。
（4）对于感觉、运动功能障碍的老人应慎用。
（5）外包装袋如有漏气或破坏，该产品就不能使用。

二、安全使用热水袋

（一）使用热水袋可能出现的危险

热水袋基础温度不高，但皮肤长时间接触高于体温的低热物体，会造成低温烫伤，如皮肤直接接触70℃的温度持续1min，或皮肤直接接触近60℃的温度持续5min以上时，就会造成烫伤。

低温烫伤和高温引起的烫伤不同，高温烫伤有明显的烧灼感、疼痛感，低温烫伤无明显疼痛感，仅在皮肤上出现红肿、水疱、脱皮或者发白的现象，烫伤部位的皮肤表面看上去并不严重，但创面深，严重者甚至会造成深部组织坏死，如果处理不当，严重的会发生溃烂坏死。

（二）安全使用热水袋的方法

（1）使用前照护人员检查热水袋有无破损、漏液，确保热水袋能正常使用，如出现破损、漏液现象严禁使用。
（2）灌注的水，水温不要太高，一般以50℃内为宜，灌注量为热水袋的1/2或2/3，灌注太满，受热面积反而越小，热水袋应放置于老年人身体旁10cm处。

（3）在使用热水袋取暖时，把盖拧紧，应在睡觉前放在被子里，睡觉时取出，或放置30min后老人感觉被子暖和取出。如果是给老年人热疗时，袋口朝向身体的外侧，热水袋外面套一个防护布套，或用毛巾包裹，或者置于两侧盖被之间，严禁和皮肤直接接触，以防烫伤老年人，而且时间不能太长。

（4）糖尿病、脊髓损伤或脑卒中的老年人由于存在感觉、运动功能障碍，常伴有痛觉、温觉的减退或消失，极易发生烫伤意外，应慎用热水袋。如必须使用时，照护人员应加强巡视。

（5）使用电热水袋时，为了使袋内水温均匀，充电时可以轻轻摇动袋身。

（三）热水袋的用途

（1）保暖助眠。睡觉时用毛巾包裹好热水袋放在后颈部，使人感到暖和、舒适，首先让人感到双手发热，然后感觉脚部慢慢变暖，从而起到保暖助眠作用。

（2）促进炎症消散及局限。用灌上温水的热水袋放在创伤处热敷可扩张血管，加快血液循环，从而促进组织中的毒素、废物排出；同时血流增多，白细胞数量增多，可增强新陈代谢和白细胞的吞噬功能。炎症早期用热疗，可促进炎性渗出物的吸收与消散；炎症后期用热疗，可促使白细胞释放蛋白溶解酶，溶解坏死组织，促进炎症局限，如踝关节扭伤48h后，用热湿敷可促进踝关节软组织淤血的吸收和消散。

（3）减轻深部组织充血。用灌上温水的热水袋可使皮肤血管扩张，血流量增加，使全身循环血量重新分布，深部组织血流量减少，减轻深部组织的充血。

（4）减轻疼痛。用灌上温水的热水袋可降低痛觉神经的兴奋性，提高疼痛阈值；还可改善血液循环，加速致痛物质排出及炎性渗出物的吸收，解除对神经末梢的刺激和压迫，达到减轻疼痛的目的。另外，还能使肌肉松弛，结缔组织伸展性增强，关节的活动范围增加，减轻肌肉痉挛、僵硬与关节强直引起的疼痛。将热水袋放在局部疼痛处，每次20min，每天1~2次。

（5）缓解咳嗽症状。用热水袋热敷背部可使上呼吸道、气管、肺等部位的血管扩张及加速血液循环，增强新陈代谢和白细胞的吞噬能力，以缓解咳嗽。将热水袋灌1/2~2/3满的热水，用毛巾包裹好，放于背部。

任务实施

操作步骤	操作程序	注意事项
操作前		
（一）评估与沟通		
1. 评估	评估老年人有无感觉、运动功能障碍，有无痛觉、温觉的减退或消失，有无皮肤破损情况	
2. 沟通	向老年人解释应用热水袋的目的、方法，以取得配合	
（二）准备		
1. 照护人员准备	着装整洁，修剪指甲，洗手	
2. 老年人准备	排便、排尿、洗漱完毕	
3. 环境准备	清洁、安静、舒适、安全，调节室温至22℃~24℃，湿度50%~60%	
4. 物品准备	热水袋1个、水壶（盛装50℃左右温水）、布套1个或毛巾1张、水温计1支、记录单1份、笔1支等	
操作中		
1. 核对	携用物至老人床旁，核对老年人姓名	
2. 灌热水袋	（1）先往量杯中倒入少量冷水，然后兑入部分热水。 （2）使用水温计正确测量水温，将温度调节至50℃。 （3）检查热水袋外观完好，灌入热水。一手持热水袋袋口边缘，另一手灌入热水至1/2~2/3满，边灌边提高热水袋口端以防热水外溢。 （4）将热水袋口端逐渐放平，见热水达到袋口即排尽袋内空气，旋紧塞子。 （5）用毛巾擦干热水袋外壁水迹；倒提热水袋并轻轻挤压，查看有无漏水。 （6）将热水袋装入布套内	（1）用后水温计用纱布擦干放回原处。 （2）老年人使用热水袋，水温应调节至50℃，热水袋外套布套，避免与皮肤直接接触，防止烫伤

续表

操作步骤	操作程序	注意事项
3. 放置热水袋	（1）再次检查热水袋有无漏水，放置热水袋：掀开被尾放置于距离足部或身体10cm处，袋口朝向身体外侧。 （2）依老年人喜好将热水袋放置在铺好的被子里的适宜位置，如腰部或足部的位置。 （3）告知老年人热水袋已经放置好并避免触及，若感觉不适，应立即按铃呼叫照护人员。 （4）热水袋放置期间，照护人员加强巡视	使用热水袋过程中，注意观察老年人局部皮肤，如有潮红，应立即停止使用，局部降温以保护皮肤，并及时报告
4. 取出热水袋	（1）放置热水袋30min后，取出热水袋，询问老年人被子暖和情况。 （2）观察老年人用热水袋后肢体是否温暖，用热水袋的周围皮肤有无潮红、水疱等烫伤的迹象	（1）老年人避免长时间用热，时间以30min为宜。 （2）发生烫伤及时处理
操作后		
1. 整理床单位	给老年人取舒适卧位，将被子盖严、床铺整理好，拉上床挡	被子应盖好，避免被内温度下降
2. 整理用物	将热水袋内的水倒空，倒挂晾干后吹入空气，旋紧塞子，放在阴凉干燥处备用	
3. 洗手，记录	记录热水袋放置时间、取出时间、老年人用后情况	

任 · 务 · 评 · 价

《热水袋使用》任务学习自我检测单

姓名：_____ 专业：_____ 班级：_____ 学号：_____

任务分析	热水袋类型	
	热水袋保暖的安全使用	
任务实施	操作前：评估与准备	
	操作中：热水袋使用	
	操作后：整理与记录	

项目六 冷热应用

任务二　湿热敷运用

案例导入

李大爷，73 岁，2 年前因老伴突然去世、儿女工作繁忙，在家感觉孤独而要求入住老年公寓。2 天前，李大爷在散步时右脚不慎闪了一下，照护人员小张赶紧扶李大爷坐在旁边的石凳子上，查看后发现李大爷踝关节处红肿、疼痛。小张立即通知医生，值班医生赶到立即给予检查，考虑为踝关节扭伤，为了确认李大爷是否有骨折，送医院做了 X 线检查，未发现骨折及脱位，诊断为：右踝关节扭伤。检查没有骨折及脱位，李大爷要求回老年公寓休养。回到老年公寓，医生嘱小张 48h 后给予李大爷湿热敷处理。

请问：1. 照护人员小张如何给李大爷实施湿热敷？
　　　2. 小张在给李大爷湿热敷时应注意什么？

任务目标

1. 李大爷理解并配合照护人员小张进行湿热敷。
2. 小张在给李大爷右踝关节进行湿热敷时未发生烫伤。
3. 李大爷左侧膝关节肿胀疼痛得到缓解。

知识储备

湿热敷是缓解局部疼痛的简便实用方法之一，养老机构照护人员经常用到，在实施湿热敷的操作过程中，照护人员必须专业、谨慎，以免发生烫伤。照护人员通过对湿热敷的作用及禁忌、使用湿热敷的应用范围及温度控制的学习，能熟练掌握为老年人进行湿热敷的操作，从而减轻老年人局部疼痛。

一、老年人湿热敷的作用及禁忌

（一）湿热敷的作用

湿热敷穿透力强，主要有解痉、消炎、消肿及镇痛作用，可促进血液循环，促进局部炎症吸收或消散；还可作用于局部深层肌肉组织，使痉挛的肌肉松弛而达到止痛作用。常用于软组织挫伤、扭伤、肌肉疲劳及慢性腰颈痛等。

（二）湿热敷的禁忌

（1）患处有伤口、刚愈合的皮肤、过分疼痛或肿胀不宜使用湿热敷。
（2）急性炎症老年人不宜使用湿热敷，因在急性炎症反应期用湿热敷，会因局部温度升高，循环血量增加，加速细菌的生长、繁殖而使病情加重。

（3）感觉功能异常、意识不清的老年人不宜使用湿热敷，如患有阿尔茨海默病、脑血管意外后遗症等病人。

（4）老年人软组织损伤或扭伤48h内、面部危险三角区感染、急腹痛未确诊前、各种脏器出血或出血性疾病、恶性肿瘤部位、有金属移植物或人工关节处禁用湿热敷。

二、老年人湿热敷法的应用范围及温度控制

（一）湿热敷的应用范围

湿热敷的应用范围具体见表6-2-1。

表6-2-1　老年人湿热敷的应用范围

分类	应用范围
非无菌性湿热敷	范围广泛，常用于消炎、镇痛
无菌性湿热敷	用于眼部及外伤伤口的热敷
药液湿热敷	用于辅助治疗
直流电离子投入疗法	用于风湿痹痛、乳痈、眼科疾患的热敷

（二）湿热敷的温度控制

照护人员先用持物钳将浸泡在50℃~60℃热水中浸透的敷布拧至不滴水，再用自己手腕掌侧皮肤试温，以不烫手为宜。可在敷布上加盖塑料薄膜及棉垫或毛巾，以维持热敷温度。若湿热敷部位不禁忌压力，可在棉垫或毛巾上放置热水袋并加盖大毛巾。若老年人感觉过热，可掀开敷布一角散热。

 任·务·实·施

操作步骤	操作程序	注意事项
操作前		
（一）评估与沟通		
1. 评估	评估老年人一般情况、局部情况、意识状态及活动情况	糖尿病、肾炎及瘫痪等血液循环欠佳或感觉不灵敏的老年人不能使用湿热敷，以免发生烫伤
2. 沟通	告知老年人给予湿热敷可以缓解局部疼痛、肿胀，老年人理解并配合	
（二）准备		
1. 照护人员准备	着装整洁，修剪指甲，洗手	
2. 老年人准备	老年人取舒适体位：卧位或坐位	
3. 环境准备	整洁、舒适，调节室温至22℃~24℃，关闭门窗	

续表

操作步骤	操作程序	注意事项
4. 物品准备	水盆（内盛 50℃～60℃ 热水）、水温计 1 个、长把钳子 2 把、暖瓶 1 个、小毛巾 2 块、橡胶单 1 块、棉垫或中毛巾、大毛巾 1 块、润肤油 1 瓶。必要时备屏风	
操作中		
1. 核对	携用物至床旁，核对老年人身份信息	
2. 进行湿热敷	（1）备齐物品携至老年人床旁。 （2）协助老年人取坐位或卧位。 （3）露出老年人需要湿热敷的部位，铺好橡胶单、橡胶单上铺大毛巾。 （4）将小毛巾浸在水盆中湿透，再拧干，以不滴水为宜，抖开，在自己的手腕掌侧测试敷布温度，感觉热但不烫时放于老年人需湿热敷的部位上，中毛巾附在上面，以防散热过快。 （5）询问老年人有无不适。如果老年人感觉过热可揭开敷布一角散热。 （6）每 3～5min 更换一次，热敷时间 15～20min（或遵医嘱操作）。 （7）湿热敷期间严密观察局部皮肤有无发红、起水泡等烫伤情况	（1）老年人感到湿热敷部位烫热，可揭开湿毛巾一角散热。 （2）严密观察湿热敷部位皮肤状况，防止烫伤。 （3）照护人员在操作的过程中应注意观察热敷部位皮肤的状况，尤其是感觉障碍老年人使用时须严防烫伤。 （4）一旦发生皮肤潮红、疼痛等反应，应立即停止操作，在局部涂上凡士林，以起到保护皮肤的作用
操作后		
	（1）湿热敷完毕，用毛巾擦干局部皮肤，涂润肤油。整理好盖被。 （2）整理用物。 （3）洗手、记录。记录热敷的部位、时间、效果及老年人的反应	面部热敷的老年人，敷后 30min 方能外出，以防受凉

任·务·评·价

《湿热敷运用》任务学习自我检测单

姓名：_____   专业：_____   班级：_____   学号：_____

任务分析	老年人湿热敷的作用及禁忌	
	老年人湿热敷的应用范围及温度控制	
任务实施	操作前：评估与准备	
	操作中：进行湿热敷	
	操作后：整理与记录	

项目六　冷热应用

任务三 体温测量

案例导入

张婆婆，75岁，1年前因在家觉得孤独而入住老年公寓，生活能自理。某天早上张婆婆给照护人员小王说不想吃早餐，感觉好冷、头闷痛、全身酸痛，张婆婆自认为是感冒了，照护人员小王准备先给张婆婆测量体温，再通知医生。

请问：1. 小王要如何为张婆婆测量体温？
2. 小王在给张婆婆测量体温时应注意哪些问题？

任务目标

1. 张婆婆愿意配合照护人员小王为其测量体温。
2. 小王为张婆婆选择合适的体温计、正确的测量部位及测量方法。
3. 小王为张婆婆准确测量出体温。

 知识储备

体温是指人体内部胸腔、腹腔和中枢神经系统的温度，由于人体深部的温度不宜测量，故常常测量口腔、直肠、腋下等处的温度代表体温。体温可随年龄、性别、昼夜、运动、用药、进食等因素的变化而有所波动。照护人员通过学习老年人体温的正常值和影响体温的因素后，能熟练地为老年人测量体温。

一、体温计的种类

（一）玻璃汞柱式体温计

（1）构造：玻璃汞柱式体温计由一根真空毛细管以及外带刻度的玻璃棒构成，玻璃棒一端为储汞槽，内盛汞液。当储汞槽受热时，汞膨胀沿毛细管上行，其上行的高度与受热程度成正比。毛细管与汞槽的连接处有一凹陷，使汞遇冷不会自行下降，保证数值准确并便于检视。水银柱必须经过甩动才能下降。

（2）种类：根据使用部位不同，体温计分为口温计（储汞槽细而长，玻璃棒呈三棱柱状）、肛温计（储汞槽略短粗，玻璃棒也呈三棱柱状）及腋温计（储汞槽长而扁，玻璃棒呈扁平状）三种（见图6-3-1），分别用于测量口腔温度、直肠温度及腋下温度。

（二）电子数字显示体温计

采用电子感温探头测量体温，测得的体温直接由数字显示，读数直观，有笔式、奶嘴式等（见图6-3-2和图6-3-3）。

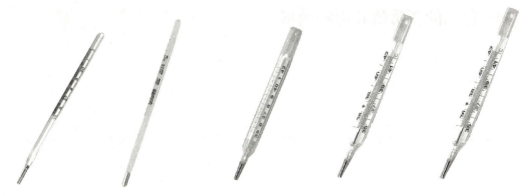

（a）口腔型　　（b）肛门型　　（c）腋下型（小号）　（d）腋下型（中号）　（e）腋下型（大号）

图 6-3-1　玻璃汞柱式体温计

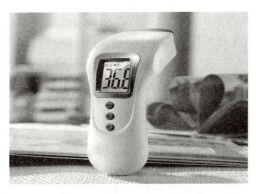

图 6-3-2　笔式电子数字体温计

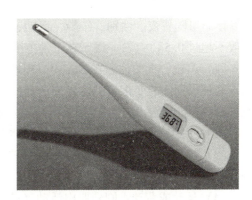

图 6-3-3　奶嘴式电子数字体温计

二、体温测量的部位及适用范围

（一）腋下测温

腋下测温是测量体温最常用的方法。适用于昏迷、口鼻手术、肛门手术、不能合作的老年人。凡有肩关节受伤或创伤、手术、炎症、腋下出汗多或过度消瘦的老年人，不宜使用腋下测温法。

（二）口腔测温

适用于清醒、合作状态下，无口鼻疾患老年人。凡昏迷、精神异常、口腔疾患或口鼻手术及呼吸困难的老年人，不宜使用口腔测温法。

（三）直肠测温

直肠测温多用于昏迷的老年人。凡直肠或肛门手术、腹泻，以及心肌梗死的老年人，不宜使用直肠测温法。心肌梗死老年人因插入肛表可引起过性迷走神经兴奋，导致心律不齐。

（四）电子体温测量

所有老年人均可使用电子体温测量。可测量额头、耳、手心、脸等部位的温度。

三、体温的正常值和影响因素

（一）体温的正常值

体温的正常值见表6-3-1。

表6-3-1 体温的正常值

部位	平均值	正常范围	部位	平均值	正常范围
口腔	37℃	36.3℃~37.2℃	直肠	37.5℃	36.5℃~37.7℃
腋下	36.5℃	36.0℃~37.0℃			

超出以上范围均为发热，以口腔温度为标准将发热程度分为以下四种，低热为37.3℃~38℃；中等热为38.1℃~39℃；高热为39.1℃~41℃；超高热为41℃以上。

（二）影响因素

体温可随昼夜、性别、年龄、运动、用药等因素的变化而有所波动，但此波动很小，一般不超过0.5℃~1℃，属于在正常范围内。常见影响因素如下。

（1）昼夜：人的体温在24h内呈周期性波动，一般清晨2~6时最低，午后1~6时最高。这种周期性的变化与机体昼夜活动的生物节律性有关，若长期从事夜间工作的人员，也可出现夜间体温上升、白天体温下降的现象。

（2）年龄：老年人由于代谢率低，体温在正常范围的低值。

（3）性别：可能与女性皮下脂肪较厚、散热减少有关，女性平均体温比男性高约0.3℃。

（4）运动或劳动：剧烈肌肉活动（劳动或运动）可使骨骼肌紧张并强烈收缩，导致产热增加，引起体温升高。

（5）药物：麻醉药物可使血管扩张，散热增加，降低机体对寒冷环境的耐受能力。因此手术病人在术中、术后应注意保暖。

（6）其他：进食或热饮、精神紧张、情绪激动、高温环境等均可使体温升高。而饥饿、喝冷饮、安静、睡眠等可使体温下降。

任·务·实·施

一、腋温测量

操作步骤	操作程序	注意事项
操作前		
（一）评估与沟通		
1. 评估	照护人员应评估老年人的身体状况，确定老年人在30min内没有直接影响实际体温的因素	
2. 沟通	向老年人解释操作的目的，取得老年人的配合	

续表

操作步骤	操作程序	注意事项
（二）准备		
1. 照护人员准备	着装整洁，修剪指甲，洗手	
2. 老年人准备	在测量体温前避免喝热饮或冷饮、剧烈运动、情绪激动，忌洗澡，安静休息 30min 以上	
3. 环境准备	安静、整洁、安全	
4. 物品准备	腋温计 1 支（盛放在垫有纱布的容器中）、带盖容器（内放配置好的消毒液）、消毒纱布、体温记录单、记录笔和记录时间用的表	
操作中		
1. 核对	携用物至床旁，核对老年人身份信息	
2. 安置体位	取舒适体位：卧位或坐位	
3. 检查体温计	照护人员检查体温计有无破损，水银柱要甩到 35℃ 以下	甩表时注意勿触及他物，以防破碎
4. 测量体温	（1）解开老年人胸前衣扣，用老年人自己的干毛巾帮助擦干其腋下的汗液。 （2）将体温计水银端放在老年人腋窝深处并贴紧皮肤，屈臂过胸，用上臂将体温计夹紧，必要时托扶老年人手臂，防止体温计掉落。 （3）测量时间为 10min	（1）测量过程中应防止体温计破碎误伤老年人，如体温计滑落，嘱老年人保持原体位不动，照护人员细心查找。 （2）体温计一旦破碎，水银外流，照护人员应立即开窗通风，并将散落在地的水银收集起来，注意不要用手接触。最好用纸巾或者是其他的东西收集在饮料瓶或者是矿泉水瓶当中
操作后		
1. 读取体温	（1）计时到时间后取出体温计，读取体温：一手横拿体温计尾部，即远离水银柱的一端，手不可触碰水银端，背光站立，使眼与体温计刻度保持同一水平，然后慢慢地转动体温计，从正面看到很粗的水银柱时就可读出相应的温度值。 （2）告知老人体温测量结果	如发现体温与老年人病情不符时，应重新测量

操作步骤	操作程序	注意事项
2. 整理记录	（1）帮助老年人系好衣扣，协助老人取舒适体位，整理床单位。 （2）洗手后及时记录，如老人体温异常及时报告医生，发热时协助给予物理降温等处理。 （3）体温计按要求消毒	体温计消毒： （1）常用消毒液：75%乙醇、0.5%碘伏、1%过氧乙酸等。 （2）操作方法（玻璃汞柱式体温计）：测温后将体温计放入消毒液中浸泡，5min后取出用清水清洗、擦干，用离心机或手腕力量将水银柱甩至35℃以下，再放入另一容器内进行第二次浸泡消毒，30min后取出，用冷开水冲洗、擦干，放入清洁、干燥的容器中备用

二、口温测量

操作步骤	操作程序	注意事项
操作前		
（一）评估与沟通		
1. 评估	照护人员应评估老年人的身体状况，确定老年人在30min内没有直接影响实际体温的因素	
2. 沟通	向老年人解释操作的目的，取得老年人的配合	
（二）准备		
1. 照护人员准备	着装整洁、修剪指甲、洗手、戴口罩	
2. 老年人准备	在测量体温前，避免喝热饮或冷饮、剧烈运动、情绪激动，忌洗澡，安静休息30min以上	
3. 环境准备	环境安静整洁，温、湿度适宜	
4. 物品准备	口温计1支（盛放在垫有纱布的容器中）、带盖容器（内放配置好的消毒液）、消毒纱布、体温记录单、记录笔和记录时间用的表	
操作中		
1. 核对	携用物至床旁，核对老年人身份信息	
2. 安置体位	取舒适体位：卧位或坐位	
3. 检查体温计	照护人员检查体温计有无破损，水银柱要甩到35℃以下	甩表时注意勿触及他物，以防破碎

续表

操作步骤	操作程序	注意事项
4. 测量体温	（1）让老年人张开嘴，将口表水银端斜放于老年人舌下（舌系带两侧），嘱老年人闭紧口唇，用鼻呼吸，勿用牙咬。 （2）测量时间3min。 （3）计时，到时间后取出口温计，用消毒纱布擦拭干净后读数。 （4）告知老人体温测量结果	（1）与病情结合，可肛温和腋温对照。 （2）口温表破碎造成误吞水银，应立即清除玻璃碎屑，再口服蛋清或牛奶以延缓汞的吸收；身体状况允许时，可口服大量粗纤维食物，加速汞的排出。 （3）其他注意事项同腋温
操作后		
	（1）读取温度数据后，将口温计放入消毒液中，帮助老年人整理床单位，盖好盖被。 （2）洗手。 （3）记录体温在体温单上，如体温异常及时报告并协助给予物理降温	体温计消毒同腋温

三、肛温测量

操作步骤	操作程序	注意事项
操作前		
（一）评估与沟通		
1. 评估	照护人员应评估老年人的身体状况，确定老年人在30min内没有直接影响实际体温的因素	
2. 沟通	向老年人解释操作的目的，取得老年人的配合	
（二）准备		
1. 照护人员准备	着装整洁，修剪指甲，洗手，戴口罩	
2. 老年人准备	在测量体温前避免喝热饮或冷饮、剧烈运动、情绪激动，忌洗澡，安静休息30min以上	
3. 环境准备	环境安静整洁，温、湿度适宜	
4. 物品准备	肛温计1支（盛放在垫有纱布的容器中）、带盖容器（内放配置好的消毒液）、消毒纱布、体温记录单、记录笔和记录时间用的表	

项目六　冷热应用

153

续表

操作步骤	操作程序	注意事项
操作中		
1. 核对	携用物至床旁,核对老年人身份信息	
2. 安置体位	取舒适体位:侧卧、俯卧或屈膝仰卧位	
3. 检查体温计	照护人员检查体温计有无破损,水银柱要甩到35℃以下	甩表时注意勿触及他物,以防破碎
4. 测量体温	(1) 润滑肛表水银端插入肛门3~4cm。 (2) 测量时间3min。 (3) 计时到后取出肛温计,用消毒纱布擦拭干净后读数。 (4) 告知老人体温测量结果	(1) 如与病情不相符,可与口温和腋温对照。 (2) 其他注意事项同腋温
操作后		
	(1) 读取温度数据后,将肛温计放入消毒液中,帮助老年人整理床单位,盖好盖被。 (2) 洗手。 (3) 记录体温在体温单上,如体温异常,及时报告并协助给予物理降温	体温计消毒同腋温

任·务·评·价

《体温测量》任务学习自我检测单

姓名：_____ 专业：_____ 班级：_____ 学号：_____

任务分析	体温计类型	
	体温测量的部位及适用范围	
	体温的正常值和影响因素	
任务实施	操作前： 评估与准备	
	操作中： 体温测量	腋温测量
		口温测量
		肛温测量
	操作后：读取 数据与记录	

项目六　冷热应用

任务四　使用冰袋物理降温

案例导入

赵大爷，75岁，生活能自理，某天晚上因吹空调导致早上起来流鼻涕、鼻塞、发热。照护人员小杨遵医嘱给赵大爷服用了感冒药，第二天下午小杨发现赵大爷精神欠佳、面色潮红，询问赵大爷，赵大爷说发冷、感觉全身酸痛难受。小杨立即给赵大爷测量体温，测得体温为39℃，小杨立即将情况电话报告医生，医生查看后嘱小杨给赵大爷多喝温开水，并且用冰袋为赵大爷进行物理降温。

请问：1. 照护人员如何正确使用冰袋为赵大爷进行物理降温？
　　　2. 照护人员在使用冰袋进行物理降温时怎样防止发生冻伤？

任务目标

1. 赵大爷愿意配合照护人员小杨为他使用冰袋降温。
2. 小杨为赵大爷正确实施冰袋物理降温，赵大爷体温逐渐下降达到正常。
3. 赵大爷在降温过程中未发生冻伤。

知识储备

冰袋是作用于机体局部，以达到降温的目的。本任务主要介绍冰袋的种类、冰袋的使用方法、冰袋的使用禁忌，以及冰袋的操作程序与注意事项。

一、冰袋的类型

常用的冰袋有橡胶冰袋和化学制冰袋两种。

（一）橡胶冰袋

橡胶冰袋（见图6-4-1）是以橡胶制成的袋囊，在袋囊中装入冰块，放置在所需用冷的部位，达到局部用冷的目的。

（二）化学制冰袋

采用特殊冷冻介质，制冷迅速且无须冷源，可反复使用，操作简单。袋体柔软，冷敷时能最大限度地增加与人体的接触面。化学制冰袋（见图6-4-2）解冻融化时没有水质污染，用后不会对环境及人体造成污染和毒副作用。

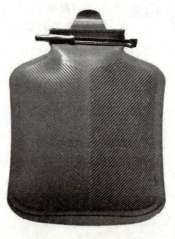

图6-4-1　橡胶冰袋

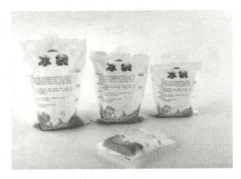

图 6-4-2 化学制剂冰袋

二、冰袋的使用方法

高热老年人降温可将冰袋放置前额、体表大血管分布处，避开禁用冷疗的部位。一般冷疗的时间为 10~30min，时间过长或反复用冷，可导致血液循环障碍或冻伤。

三、冰袋的使用禁忌

（1）有慢性炎症或深部化脓灶的老年人禁用。由于冷疗使局部毛细血管收缩，血流量减少，妨碍炎症吸收。

（2）有循环障碍的老年人禁用。冷疗可使血管收缩，加重血液循环障碍，导致局部组织缺血、缺氧而变形、坏死。

（3）对冷过敏的老年人禁用。对冷过敏者用冰袋后可引起荨麻疹、红斑、肌肉痉挛、关节疼痛等过敏症状。

（4）慎用冰袋者。心脏病及体质虚弱者、昏迷或感觉障碍者、关节疼痛者应慎用。

（5）禁用冷疗的部位。①耳廓、枕后、阴囊处：用冷后容易导致冻伤；②心前区：以防引起反射性心率减慢和心律失常；③腹部：以防造成腹痛、腹泻；④足底：以防收缩末梢血管影响散热，或引起一过性冠状动脉收缩，诱发心绞痛。

 任·务·实·施

操作步骤	操作程序	注意事项
操作前		
（一）评估与沟通		
1. 评估	照护人员应评估老年人的身体状况	
2. 沟通	向老年人解释操作的目的，取得老年人的配合	
（二）准备		
1. 照护人员准备	服装整洁，修剪指甲，洗净双手	
2. 老年人准备	排空大小便，取舒适体位	

操作步骤	操作程序	注意事项
3. 环境准备	（1）整洁、安静、舒适、安全。 （2）酌情关闭门窗，需要使用屏风遮挡老年人身体	
4. 物品准备	（1）大治疗盘内盛冰袋、布套、帆布袋、木槌、冰匙、橡胶圈，面盆内盛冰块。 （2）备冰装袋：将冰块用帆布袋装好，用木槌将冰块敲碎，将敲碎的冰块倒入冷水中冲去棱角。 （3）将碎冰装入冰袋中，装至冰袋容量的1/2~2/3满即可，将冰袋内的气体排出，夹紧冰袋口，用毛巾擦干冰袋，将冰袋倒提检查有无漏水后装入布套	
操作中		
1. 核对	携用物至床旁，核对老年人身份信息	
2. 放置冰袋	（1）照护人员用布套或小毛巾包裹的冰袋，置于前额、头顶或体表大血管处，如腹股沟、颈部两侧、腋窝，禁止直接接触皮肤。 （2）用冰袋期间，询问老年人感受，观察冰袋情况及局部皮肤颜色，有无冻伤。冰块融化后及时更换。 （3）30min 后撤出冰袋	（1）照护人员每10min观察用冷部位皮肤状况，若有苍白、青紫、灰白、颤抖、疼痛或有麻木感须立即停止使用。 （2）冰袋放置时间不能超过30min

续表

操作步骤	操作程序	注意事项
3. 复测体温	（1）物理降温 30min 后复测体温，观察降温效果，如给予腋下测温，注意要在未放置冰袋侧腋窝处测量体温。 （2）告知老人体温测量结果	应密切观察老年人病情及体温变化，降温后体温不宜低于 36℃，如有异常及时报告医生
操作后		
1. 整理用物	（1）整理床单位，安置好老年人，协助取体位舒适。 （2）将冰袋中冰水倒空，倒挂冰袋晾干，吹入空气后夹紧袋口（以防两层橡胶粘连），放于通风阴凉处，袋套清洗，晾干备用。 （3）如用一次性化学冰袋，用完放置于医疗垃圾袋内	化学冰袋用前检查有无破损，防止破损后化学物质渗漏，造成皮肤损伤
2. 洗手、记录	（1）操作结束后，卫生洗手。 （2）记录老年人用冷部位、时间及体温前后变化	

任·务·评·价

《使用冰袋物理降温》任务学习自我检测单

姓名：_____ 专业：_____ 班级：_____ 学号：_____

任务分析	冰袋的类型	
	冰袋的使用方法	
	冰袋的使用禁忌	
任务实施	操作前：评估与准备	
	操作中：冰袋降温	
	操作后：整理与记录	

任务五　使用温水拭浴进行物理降温

案例导入

王婆婆，82岁，退休护士，生活能自理，3月前入住老年公寓。某天天气突然变冷，王婆婆因受凉而感冒，第二天早上照护人员小潘发现王婆婆面色潮红、精神不振，立即为老人测体温，测得腋温39℃，立即报告医生，值班医生给予王婆婆口服退烧药，但王婆婆不愿服退烧药，于是医生嘱照护人员小潘为王婆婆用温水拭浴进行物理降温。

请问：1. 小潘如何为王婆婆采用温水拭浴进行物理降温？
　　　2. 小潘在为王婆婆进行温水拭浴时应注意什么？

任务目标

1. 王婆婆愿意配合照护人员小潘为她采用温水拭浴进行物理降温。
2. 王婆婆进行温水拭浴后体温逐渐下降，并达到正常范围。
3. 王婆婆在进行温水拭浴时未发生烫伤及受凉。

知识储备

温水拭浴是一种常用的护理操作技能，主要是利用低于老年人皮肤温度的温水擦拭皮肤，通过蒸发和传导作用来增加机体的散热，达到降温的目的。如图6-5-1所示。

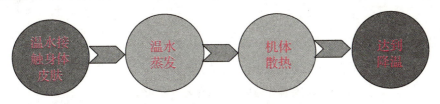

图6-5-1　温水拭浴原理

一、温水拭浴的作用

为高热老年人降温。

二、温水拭浴操作要点

（一）拭浴水温

温水拭时，浴水温在32℃～34℃。

（二）拭浴手法

照护人员将小毛巾缠在手上成手套式，以离心方向拭浴。

（三）拭浴部位

温水拭浴老年人全身，擦拭至腋窝、肘窝、手心、腹股沟、腘窝处，可稍用力拍拭并适当延长拍拭时间，以促进散热。

（四）拭浴时间

一般温水拭浴的全部时间为 15~20min，不超过 20min。

（五）拭浴禁忌部位

老年人颈后、胸前区、腹部、足底等部位禁忌拍拭，以免引起不良反应。

（六）注意事项

（1）为了防止拭浴时表皮血管收缩、头部充血，可在给老年人降温时在其头部放置冰袋，这样也有助于降温。

（2）为了促进足底血管扩张，减轻头部充血并使老人感觉舒服，可在其足部置热水袋。

（3）拭浴时如用摩擦方式，会导致摩擦生热，故应避免。

（4）拭浴过程中，注意观察老年人反应及局部皮肤情况，重点观察皮肤表面有无发红、苍白、出血点，如老年人出现面色苍白、寒颤等异常情况，应立即停止，并报告值班医生。

任·务·实·施

操作步骤	操作程序	注意事项
操作前		
（一）评估与沟通		
1. 评估	照护人员应评估老年人的身体状况	
2. 沟通	向老年人解释操作的目的，取得老年人的配合	
（二）准备		
1. 照护人员准备	着装整洁，修剪指甲，洗净双手	
2. 老年人准备	排空大小便，穿着合适的衣物，躺在床上盖好被子	
3. 环境准备	（1）安静、整洁、舒适、安全，湿度适宜，温度最好在24℃左右。 （2）关闭门窗，用屏风遮挡老年人身体	
4. 物品准备	32℃~34℃温水一盆，内浸纱布或小毛巾2块，大毛巾、冰袋、热水袋、布套或小毛巾2块，屏风、体温计、体温记录单、笔、手消毒液，必要时可备干净衣裤1套	
操作中		
1. 核对	携用物至床旁，核对老年人身份信息	

续表

操作步骤	操作程序	注意事项
2. 实施拭浴	（1）松开老年人盖被。用布袋或小毛巾包裹好冰袋、热水袋，并在老年人头部放冰袋、脚下置热水袋。 （2）协助老年人脱去衣裤，将大毛巾垫于拭浴部位下，浸湿的小毛巾拧成半干，缠于手上成手套状，以离心方向擦拭，其顺序如下： ①协助老年人取仰卧位。按照颈外侧-肩-上臂外侧-前臂外侧-手背；侧胸-腋窝-上臂内侧-肘窝-前臂内侧-手心顺序，先近侧后对侧。 ②协助老年人侧卧，露出背部。按照颈下-肩部-背部-臀部顺序，擦干后穿好上衣。 ③协助老年人取仰卧位，脱去裤子。按照髋部-下肢外侧-足背；腹股沟-下肢内侧-内踝；臀下-大腿后侧-腘窝-足跟顺序；先近侧后对侧，擦干后协助老年人穿好裤子。 （3）移去热水袋，协助老年人盖好被子	（1）拍拭过程中，应观察老年人全身情况，如有寒颤，面色苍白，脉搏、呼吸异常，应立即停止，及时报告医护人员。 （2）拭浴过程中注意保暖及保护老年人隐私。 （3）拭浴全过程不能超过20min
3. 复测体温	（1）拭浴30min后复测体温，如体温降至38.5℃以下，取下头部冰袋。 （2）告知老人复测体温结果	取下冰袋后，可酌情给予热饮料，防止老人虚脱
操作后		
整理用物	（1）整理记录，照护人员给老年人取舒适卧位，按要求整理好热水袋和冰袋。 （2）洗手。 （3）记录： ①拭浴时间、效果及老年人的反应。 ②拭浴前后的体温	

任·务·评·价

《使用温水拭浴进行物理降温》任务学习自我检测单

姓名：_____ 专业：_____ 班级：_____ 学号：_____

任务分析	温水拭浴的作用		
	温水拭浴操作要点		
任务实施	操作前：评估与准备		
	操作中：温水拭浴		
	操作后：整理与记录		

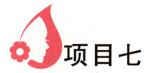

项目七

转运照护

【项目目标】

1. 重视老年人运动和移动的安全,并保证老年人的安全与舒适,建立人性化服务。

2. 选用不同的运送工具,运用节力原则正确操作运输工具,从而减轻双方疲劳。

3. 掌握运送工具的作用、种类、性能、注意事项及观察要点,按照正确的方法及要求转运、照护老年人。

【项目概述】

老年人由于身体机能下降和疾病等原因的影响,会出现活动受限、行走困难等情况,因此需要拐杖、轮椅等协助活动,甚至需要平车进行转运。照护人员应掌握帮助老年人使用拐杖进行活动,使用轮椅、平车为老年人进行转运的操作流程和注意事项,以及拐杖的作用、种类及性能,轮椅的种类及性能,各类平车转运的方法和要求,以及转运中的观察要点等知识。

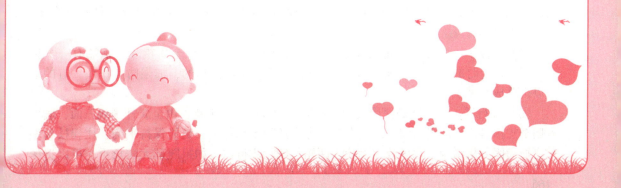

任务一　助行器具使用帮助与指导

案例导入 ▶

王大爷，65岁，下肢关节术后1个月，住在养老院。医生告知王大爷可以下床适当活动，但是必须使用助行器，以帮助王大爷逐步恢复行走。

请问：1. 怎样检查助行器的安全性并符合使用要求？
　　　2. 照护人员该如何指导王大爷正确使用助行器？

任务目标 ▶

1. 为王大爷选择合适的助行器。
2. 王大爷能够正确使用助行器。
3. 王大爷使用助行器时未发生安全事件。

知识储备

一、助行器具的作用、种类、性能及要求

（一）助行器具的作用

助行器具是支撑老年人走路、让其走路更方便的一个工具，能够起到辅助人体支撑体重、保持平衡和行走的作用。助行器具的使用既能稳身健步，减少并发症的发生，又可以提高老年人的生活自理能力，改善心理状态，提高生活质量，同时节省体力和人力资源，减轻照护人员的负担。

（二）助行器具的种类、性能及要求

助行器具主要包括手杖、拐杖、步行器三类（见图7-1-1）。

（1）手杖。手杖是协助人们步行而开始使用的，是许多老年人"助走"的晚年外出的必带之物。手杖的功能在于增加步行时支撑地面，以减缓下肢或是身体骨骼结构所必须承担的负荷，主要有单脚手杖、多脚手杖等。单脚手杖只有一个支撑点，要求使用者上肢要有一定的支撑力，手部有一定的握力；多脚手杖有三个或四个支撑点，由于多脚手杖的支撑面积大，因此稳定性好，但上下台阶和楼梯不方便，适用于使用单脚手杖不安全者、平衡能力欠佳者等。

（2）拐杖。一种辅助行走的简单器械，通常是一根木制或金属棍子。顶端有一个把手，充当行走时的"第三条腿"。稳定身体，也有三足或四足的，加强防滑作用，有的还可以折叠成小凳子。

（3）步行器。步行器是使用较为广泛的一种步行行走工具，由金属杆围成三面、底下有四个支撑脚，它能提供前、左、右三个方向的稳定和保护，更能保持平衡，比拐杖和手杖更加稳固。从结构上常可分为无轮、两轮、四轮步行器。如果腿部无法负重，可以选择

无轮的步行器，它的优点是支撑牢靠，不易滑动，但行走缓慢，适合术后早期训练；如果需要患腿部分负重，两轮步行器比较适合。没有轮子的两只脚可以防止步行器滚动滑走，带轮子的脚方便推行，使用前必须有一定的活动能力，能维持正常行走步态；

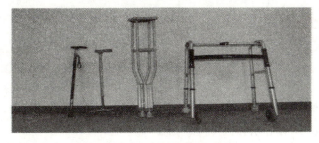

图 7-1-1　助行器具的种类

如果可以负重行走，四轮较为合适，优点在于效率高、速度快，一般四轮的通常带有手刹，方便在坡面行走。

二、老年人使用助行器具的观察要点

（一）检查助行器具

检查内容包括以下几方面：助行器是否完好，把手是否松动，与地面接触是否牢固；调节高度卡扣是否锁紧等。

（二）高度选择

（1）手杖高度。站立时，肘关节屈曲15°～30°，腕关节背伸，小指前外侧15cm处至背伸手掌面的距离即为拐杖的实时高度。站立困难时可仰卧位测量。

（2）拐杖高度。身高减去41cm的长度为腋杖的长度，站立时大转子的高度即为把手的位置（见图7-1-2）。

（3）助行器高度。直立位，双手握住助行器把手、肘关节屈曲15°～30°时的高度为宜（见图7-1-3）。

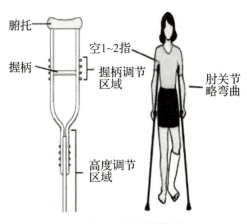

图 7-1-2　拐杖的高度

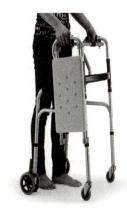

图 7-1-3　步行器的高度

三、识别异常情况并及时报告的方法

老年人活动后，如出现下肢肿胀、紫斑等情况时，照护人员应注意调整其步态，减少其活动时间，并及时通知医护人员，由医护人员检查有无存在臂丛神经受压。

任·务·实·施

操作步骤	操作程序	注意事项
操作前		
（一）评估与沟通		
1. 评估	环境是否符合要求，老年人患肢情况及合作程度	
2. 沟通	操作的目的及步骤，配合操作的方法，老年人如有不适及时告知	
（二）准备		
1. 照护人员准备	着装整齐，了解老年人的一般情况、活动能力及疾病诊断	
2. 老年人准备	有行走的意愿，身体状况允许，穿合适长度的裤子，以及防滑的鞋子	
3. 环境准备	环境安全，光线充足，无障碍物，地面干燥，没有水迹、油渍	
4. 物品准备	合适的助行器具	
操作中		
（一）手杖的使用		
1. 检查手杖	照护人员携带手杖来到老年人面前，边演示边讲解检查手杖方法	
2. 演示讲解	三点步行：先伸出手杖，再迈出患足，最后迈出健足；或先伸出手杖，再迈出健足，最后迈出患足。注意是抬腿迈步，不要拖拉腿行走 二点步行：伸出手杖同时抬腿迈出患足，再迈出健足。上下台阶时：原则是上台阶先上健腿，后上患腿；下台阶先下患腿，再下健腿。可以将手杖放在扶手上，一同挪动	
3. 保护行走	照护人员搀扶老年人手拄手杖站起，检查手杖高度是否合适。手杖放在脚的前外侧，目视前方，按照三点步行或两点步行方式行走。照护人员站在患侧，拉住老年人的腰带或特制的保护腰带保护	（1）患足努力做到抬腿迈步，避免拖拉。 （2）看护行走前，避开路线上的水渍及障碍物。行走过程中，保障老年人安全，避免跌倒，观察老年人有无劳累，询问感受，如果出现疲乏，应立即休息。 （3）行走中避免拉、拽老年人胳膊，以免造成老年人跌倒和骨折。 （4）循序渐进地增加行走的活动量

续表

操作步骤	操作程序	注意事项
（二）拐杖的使用		
1. 检查拐杖	检查拐杖是否完好	
2. 演示讲解	照护人员边演示边讲解使用拐杖步行方法及上下台阶方法。向老年人说明配合要点，取得配合。 　　（1）站立：站立时双拐并到一起，立于患侧，一手握住拐杖把手，另一手按住椅子扶手或床面，双手用力将身体撑起，依靠健侧下肢完成站立，将一支拐杖交于健侧手中，双拐平行放置于身体前方，开始行走。 　　（2）行走方法常采用四点法、三点法或两点法。 　　①四点法：先向前移动患侧拐杖，然后迈出健侧下肢，再移动健侧拐杖，最后迈出患侧下肢，反复进行。 　　②三点法：一般见于患侧下肢不能负重的情况，两侧拐杖一同向前，然后患侧向前迈出，最后健侧向前跟上患侧，反复进行。 　　③两点法：向前移动患侧拐杖的同时迈出健侧下肢，向前移动健侧拐杖的同时迈出患侧下肢，反复进行。 　　（3）坐下：患者想要坐下时，将双拐并在一起，立于患侧，一手抓住拐杖把手，另一只手按住椅子扶手或床面，健侧下肢用力，重心下移，同时患肢不要碰触地面。 　　（4）上台阶：老年人将身体靠近台阶，双臂用力撑住双拐，健侧下肢迈到台阶上，健侧下肢用力伸直，身体稍向前倾，同时将患侧下肢和双拐带到台阶上。重复动作，迈向上一级台阶。 　　（5）下台阶：下台阶时，先把双拐平行放在下一级台阶上，将患侧下肢前移，双臂用力撑起，健侧下台阶屈移到下一级台阶，呈站立位，再将双拐下移，重复以上动作，迈向下一级台阶	
（三）步行器的使用		
1. 检查步行器	检查步行器是否完好，螺丝是否有松动，支脚垫是否完好适用，高度是否适合	
2. 演示讲解	照护人员边演示边讲解使用步行器步行方法。向老年人说明配合要点，取得配合。 　　四步法：步行器一侧向前移动一步（25~30cm），对侧下肢抬高后迈出，约落在步行器横向的中线偏后方。然后，步行器另一侧向前移动一步，迈出另一下肢。重复上述步骤前进。 　　三步法：抬头挺胸，双手同时将步行器举起向前移动一步（25~30cm），患肢抬高后迈出半步，约在步行器横向的中线偏后方。双手臂伸直支撑身体（患肢遵医嘱决定承重力量），迈出健肢与患肢平行。重复上述步骤前进	
操作后		
记录	行走结束，记录训练过程及结果	

任·务·评·价

《助行器具使用帮助与指导》任务学习自我检测单

姓名：_____ 专业：_____ 班级：_____ 学号：_____

任务分析	助行器具的作用、种类、性能及要求	
	老年人使用助行器具的观察要点	
	识别异常情况并及时报告的方法	
任务实施	操作前：准备	
	操作中：助行器具使用帮助	手杖使用
		拐杖使用
		步行器的使用
	操作后：检查与记录	

任务二　轮椅转运

案例导入

张大爷，82岁，在养老院生活多年，生活不能自理，行动受限。为了让老人心情愉悦，需要用轮椅帮助老人外出适当活动。照护人员小杨推来了轮椅。

请问：1. 小杨应怎样协助张大爷安全使用轮椅？
　　　　2. 在使用轮椅的过程中，应该注意些什么？

任务目标

1. 张大爷能够借助轮椅下床适当活动。
2. 张大爷使用轮椅的过程中安全。
3. 张大爷心情愉悦。

知识储备

一、轮椅的种类及性能

（一）固定式轮椅

固定式轮椅结构简单，但不用时占用空间较大，上下车不方便。

（二）折叠式轮椅

折叠式轮椅的扶手或脚踏板均为拆卸式，车架可折叠，便于携带和运输，是目前国内外应用最广泛的一种。

（三）躺式轮椅

靠背可分段式和无段式调整角度。适用于高位截瘫及年老体弱多病者。

（四）手推式轮椅

样式很多，分为方便携带式轮椅、可折叠式轮椅、可全躺半躺式轮椅。

（五）电动轮椅

电动轮椅是在传统轮椅的基础上、叠加高性能动力驱动装置、智能操纵装置、电池等部件改造而成的，具备人工操作智能控制器，从而完成前进、后退、转向、站立、平躺等多种功能的新一代智能化轮椅。

二、使用轮椅转运老年人的观察要点

（一）轮椅的检查

使用前应进行检查：打开与收起顺畅、刹车灵敏，充气轮胎的胎压正常，坐垫、安全带、脚踏板等是否完好。

（二）轮椅打开与收起方法

（1）打开轮椅：双手分别放在轮椅两边的横杆上（扶手下方），同时向下用力。

（2）收起轮椅：先将脚踏板翻起，双手握住坐垫中间的前后两端，同时向上提拉。

（三）使用轮椅的要点

（1）身体尽量后靠，双手扶好轮椅扶手，身体往后倾，以免跌倒，推行速度缓慢，注意保暖。

（2）遇到障碍物或拐弯时，照护人员应提前告知并提示。

三、识别异常情况并及时报告的方法

转运过程中，观察老年人表现并询问感受。如其感觉疲乏或不适，应就近休息或尽快返回，通知医护人员。

任·务·实·施

操作步骤	操作程序	注意事项
操作前		
（一）评估与沟通		
1. 评估	评估老年人一般情况、活动能力及疾病诊断	
2. 沟通	向老年人说明配合要点，取得配合	
（二）准备		
1. 照护人员准备	着装整齐，洗手	
2. 老年人准备	身体状况允许，穿防滑的鞋子	
3. 环境准备	环境安静，光线充足，无障碍物	
4. 物品准备	轮椅，必要时备毛毯	检查轮椅的轮胎气压充足，刹车制动良好，脚踏板翻动灵活，轮椅打开、闭合顺畅

续表

操作步骤	操作程序	注意事项
操作中		
1. 协助老年人上轮椅	从床（或椅子、便器）转移到轮椅上	上轮椅时刹车制动
	（1）照护人员松开轮椅刹车，打开轮椅，推动轮椅至老年人床旁，刹车制动。 （2）照护人员将轮椅靠近老年人身体健侧，轮椅与床夹角呈 30°～45°，刹车制动，脚踏板向上翻起。必要时，撤掉挡腿布。 （3）老年人坐于床沿上，叮嘱老年人健侧手臂扶住照护人员肩臂部。健侧下肢足跟与床沿平齐，照护人员屈膝下蹲，双手环抱老年人腰部或抓紧背侧裤腰，双腿用力带动老年人平稳站起。 （4）照护人员以自己的身体为轴转动，带动老年人转体，将老年人移至轮椅前，平稳坐下。 （5）叮嘱老年人扶好扶手，照护人员绕到轮椅后方，两臂从老年人背后腋下伸入，使老年人身体靠近椅背坐稳。双脚放在脚踏板上，系好安全带	照护人员首先应确认床的高度，要与轮椅的坐垫高度接近，轮椅必须带有刹车，脚踏板可折叠或拆卸，便于操作，保证老年人安全
2. 使用轮椅转运老年人	上、下坡道的轮椅推行方法： （1）上坡道：照护人员手握椅背把手均匀用力，两臂保持屈曲，身体前倾，平稳向上推行。 （2）下坡道：采用倒退下坡的方法。照护人员叮嘱老年人抓紧轮椅扶手，身体靠近椅背。照护人员握住椅背把手，缓慢倒退行走	（1）推行过程平稳匀速。 推轮椅时速度要慢，要叮嘱老年人的头及背向后靠，并抓紧扶手，勿向前倾或自行下车。 （2）遇到障碍物或拐弯时，照护人员应提前告知并提示。 （3）老年人乘坐轮椅每隔 30min 应变换体位，避免局部长期受压造成压疮

操作步骤	操作程序	注意事项
2. 使用轮椅转运老年人	上、下台阶的轮椅推行方法： （1）上台阶：脚踩踏轮椅后侧的杠杆，抬起前轮，以两后轮为支点，使前轮翘起移上台阶，再以两前轮为支点，双手抬车把带起后轮，平稳地移上台阶。 （2）下台阶：采用倒退下台阶的方法。照护人员叮嘱老年人抓紧扶手，提起车把，缓慢地将后轮移到台阶下，再以两后轮为支点，稍稍翘起前轮，轻拖轮椅至前轮移到台阶下	（1）天气寒冷时可使用毛毯盖住老年人双腿进行保暖。 （2）转运过程中，观察老年人表现并询问感受，如感觉疲乏或不适，应就近休息或尽快返回，通知医护人员进出门或遇到障碍物时，勿用轮椅撞门或障碍物
	上、下电梯推行的方法： （1）上电梯：照护人员在前，轮椅在后，即轮椅以倒退形式进入电梯，并及时刹车制动。 （2）下电梯：确认电梯停稳，松开刹车，推行出电梯	
3. 协助老年人下轮椅	（1）老年人身体前倾，健侧手臂扶住照护人员肩臂。健侧下肢足跟与轮椅坐垫前沿平齐，照护人员屈膝下蹲，双膝夹紧老年人健侧膝部，双手环抱老年人腰部或抓紧背侧裤腰，双腿用力带动老年人平稳站起。 （2）照护人员以靠近床侧足跟为轴转身带动老年人转体，将老年人移至床前，平稳坐下	下轮椅时刹车制动
操作后		
1. 整理用物	收起轮椅，推轮椅到指定存放处，收起轮椅并刹车制动	
2. 安置老年人	整理床单位，注意保暖	

任·务·评·价

《轮椅转运》任务学习自我检测单

姓名：_____　专业：_____　班级：_____　学号：_____

任务分析	轮椅的种类及性能	
	使用轮椅转运老年人的观察要点	
	识别异常情况并及时报告的方法	
任务实施	操作前：评估与准备	
	操作中：轮椅使用帮助	
	操作后：安置与记录	

项目七　转运照护

任务三　平车转运

案例导入 ▶

王大妈，78岁，平时生活能自理。在如厕时不慎摔倒，导致右髋部疼痛无法站立。照护人员赶到现场后立即呼叫医生。医生经过初步检查后怀疑右侧股骨骨折，为进一步检查需要将老人转移到救护车上。

请问：1. 照护人员应该怎样将王大妈转移到平车上，又能避免老人疼痛加剧？
　　　2. 平车转运过程中需要注意哪些问题？

任务目标 ▶

1. 王大妈能顺利转移到平车。
2. 王大妈在平车转运过程中，无二次伤害的发生。
3. 王大妈在平车转运过程中能配合照护人员。

 知识储备

平车是协助老年人转运的常用工具，主要用于运送不能起床的老年人进行外出、检查和治疗等活动。

一、平车搬运法分类及适用情况

（1）挪动法。适用于病情许可，能够在床上活动的老年人。
（2）一人搬运法。适用于体重较轻的老年人。
（3）二人搬运法。适用于病情较轻、体重较重的老年人。
（4）三人搬运法。适用于病情较重、体重较重的不能活动的老年人。
（5）四人搬运法。适用于病情危重或颈、腰椎骨折等老年人。

二、使用平车转运老年人的注意要点

（1）平车备用时，保证性能完好，处于清洁备用状态。
（2）平时注意检查平车性能面板是否平整、支架是否完好、轮胎气是否充足、刹车是否灵敏。
（3）使用平车前需评估老年人身体情况，确定其是否适合平车运送。
（4）搬运时注意保护老年人病患处。骨折老年人搬运时，照护人员应在车上垫木板，并做好骨折部位的固定和观察。

（5）多人转运时，动作要协调一致，上坡时老年人头在前，下坡时老年人头在后，以免老年人头低垂而不适，给老年人以安全感。

（6）在整个转运过程中，注意观察老年人的面色及脉搏的改变。

 任·务·实·施

操作步骤	操作程序	注意事项
操作前		
（一）评估与沟通		
1. 评估	（1）老年人的基本状态，年龄、体重、病情与躯体活动能力及病变部位。 （2）老年人的认知情况、心理反应及合作程度。 （3）平车性能是否良好	（1）平车备用时，保证性能完好，处于清洁备用状态。 （2）平时注意检查平车性能面板是否平整、支架是否完好、轮胎气是否充足、刹车是否灵敏
2. 沟通	照护人员态度和蔼，向老年人介绍平车转运的方法及配合要点，征得老年人同意	
（二）准备		
1. 照护人员准备	着装整洁，洗手，向老年人做好解释并征得同意	
2. 老年人准备	明确操作目的，了解平车运送的目的、方法及注意事项，并愿意配合，需要时可让照护人员协助排空大小便	
3. 环境准备	环境宽敞，道路通畅，便于操作	
4. 物品准备	平车上置以橡胶单和布单包好的垫子及枕头、带套的毛毯或棉被；如为颈椎、腰椎骨折或病情危重的老年人，应备帆布中单或布中单；如为骨折患者，应有木板垫于平车上	
操作中		
1. 检查平车	仔细检查平车各部件，将平车推至老年人床旁	
2. 与老年人沟通	向老年人解释操作的目的、方法和注意事项	
3. 搬运老年人		

续表

操作步骤	操作程序	注意事项
（1）挪动法	（1）移开床旁桌、椅，掀开盖被，协助老年人移至床边。 （2）将平车的大轮靠床头、小轮靠床尾推至与床平行，紧靠床边，调整平车或病床，使其高度一致 （3）制动车闸或照护人员用身体抵住平车 （4）协助老年人按上半身、臀部、下肢的顺序，依次挪向平车。由平车回床时，顺序相反，先挪动下肢，再挪臀部和上半身。 （5）为老年人包裹被子，先向上反折脚端，再折近侧和对侧，颈部遮盖衣领	（1）妥善安置老年人身上的输液管及各类管道。 （2）搬运时注意保护老年人病患处。骨折老年人搬运时应在平车上垫木板，并做好骨折部位的固定和观察。 （3）在整个转运过程中注意观察老年人的面色、呼吸及脉搏的改变
（2）一人搬运法	（1）移床旁椅，松开盖被，协助老年人穿好衣服。 （2）推平车至床尾，使平车头（大轮端）与床尾呈钝角，制动车闸。 （3）搬运者站在钝角内的床边。 （4）照护人员两脚前后分开，稍屈膝，一手自老年人腋下伸至对侧肩部外侧，另一手伸至老年人臀下，嘱老年人双臂交叉于照护人员颈后，双手用力握住。 （5）抱起老年人，移步转身，将老年人轻轻放在平车上，卧于平车中央 （6）为老年人包裹盖被	
（3）二人搬运法	（1）移开床旁椅，松盖被，放妥平车。 （2）搬运者甲、乙两人站在同侧床边，将老年人双手置于胸腹部，协助其移至床边。 （3）甲一手托住老年人头、颈、肩部，一手托住腰部；乙一手托住老年人臀部、一手托住腘窝处。两人同时托起，使老年人身体向搬运者倾斜，移步走向平车，两人同时屈膝，手臂置推车上伸直，使老年人平躺于平车中央 （4）为老年人包裹盖被	多人转运时动作要协调一致
操作后		
整理、安置和记录	（1）送老年人到指定地点，摆放老年人，摆放舒适体位，确保老年人保暖舒适 （2）整理床单位。 （3）洗手记录	（1）转运过程中，老年人的头部应卧于平车的大轮端。照护人员站在老年人头侧。 （2）平车上下坡时，老年人头部应位于高处。 （3）车速适宜，进出门时应先将门打开，不能用车撞门。 （4）冬季注意保暖，避免受凉

任·务·评·价

《平车转运》任务学习自我检测单

姓名：_____ 专业：_____ 班级：_____ 学号：_____

任务分析	平车搬运法分类及适用情况	
	使用平车转运老年人的观察要点	
任务实施	操作前：评估与准备	
	操作中：移动与搬运	
	操作后：安置与记录	

项目七 转运照护

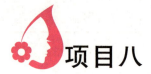

项目八

急危症的应对

【项目目标】

1. 掌握现场心肺复苏及海姆立克急救法的操作方法及注意事项、老年人跌倒及烫伤后的初步处理流程。

2. 熟悉老年人烫伤、跌倒的照护要点及老年人跌倒的预防与危害。

3. 了解老年人烫伤与异物卡喉（气道异物）的表现，老年人跌倒有哪些危险因素。

4. 能够为老年人进行现场心肺复苏，用海姆立克急救法帮助老年人清除卡在喉头或气管内的异物，以及意外跌倒及烫伤的救助。

5. 能够迅速处理老年人的各种急危重症，建立"时间就是生命，质量决定生存"的急救理念，配合医护人员救护。

【项目概述】

老年人由于各器官系统生理功能下降，反应能力减弱，容易发生跌倒、误吸、烫伤等意外伤害，最严重的情况是直接发生心跳呼吸骤停。维护老年人生命安全和身心健康，就需要养老机构工作人员能正确进行意外伤害的早期处理，能协助医护工作者做好急危重症老年人的紧急救助，只有照护人员掌握如何对心脏骤停的老年人进行快速有效的现场心肺复苏，如何正确处理老年人跌倒，如何紧急去除老年人气管异物，以及老年人烫伤的初步处理等技能与方法，才能更好地为老年人的服务。

任务一　心脏骤停应对

案例导入 ▶

陈婆婆，82 岁，下午在活动时因未站稳而突然摔倒。一旁的照护人员小李立即跑到陈婆婆身边，呼喊陈婆婆没反应，在口鼻处没感觉到气流流出，胸廓也没有起伏，且陈婆婆面色紫绀，掐陈婆婆人中也没有反应。小李初步判断陈婆婆可能发生了心脏骤停。

请问：1. 照护人员小李应该怎样做？
　　　　2. 小李在对陈婆婆进行急救时应注意什么？

任务目标 ▶

1. 陈婆婆经过快速有效的现场心肺复苏，暂时脱离生命危险。
2. 陈婆婆没有发生心肺复苏的严重并发症（如肋骨骨折、窒息、胸腔大血管损伤等）。
3. 陈婆婆被安全、顺利送到医院进行进一步高级生命支持。

 知识储备

大部分心脏骤停，都是由冠心病、心肌梗死这样的心血管疾病诱发的，也见于各种严重意外损伤（如溺水、电击、中毒等）。而心脏骤停患者抢救成功率与心肺复苏开始时间密切相关，抢救开始时间越早，成功率越高，否则生命将难以挽回。老年人各项身体机能下降，而且是心脑血管病高发人群，更易发生心脏骤停，这就需要第一目击者（发现心脏骤停患者时，第一个做出反应、采取急救的人，他可以不是医务工作者）及时采取急救措施，才能为下一步的抢救赢得宝贵的时间，所以每个人都有必要掌握心脏骤停的现场复苏技术，养老机构的照护人员更应掌握这一技能。

一、心脏骤停及判断

（一）心脏骤停及其表现

心脏骤停是指各种原因引起心脏射血功能突然终止，大动脉搏动消失与心音消失，导致重要器官严重缺氧、缺血，最终导致死亡。主要表现为意识突然丧失、大动脉搏动消失、呼吸停止、瞳孔散大等。

（二）心脏骤停的判断

（1）评估意识：突然意识丧失（或伴有短阵抽搐），呼之不应（最好呼其姓名）。

（2）检查循环体征：心跳及大动脉（颈动脉或股动脉）搏动消失。最常在气管（喉结）旁1~2cm（气管与胸锁乳突肌中间的凹陷中）触摸颈动脉搏动以判断心跳是否存在。

（3）查看呼吸：一看二听三感觉（一看胸廓有无起伏动作，二听患者有无气流呼出的声音，三感觉患者口鼻附近有无气息）判断时间为5~10s，若胸廓无起伏，又无气流呼出，表示患者无呼吸。

（4）检查瞳孔：瞳孔散大，对光反射消失。有手电筒者观察瞳孔对光反射。

最可靠而出现较早的临床征象是意识丧失与大动脉搏动消失，只要两个征象存在，心脏骤停的诊断即可成立，应立即进行心肺复苏。切忌依靠反复听诊，测血压更不应寻找检测仪器来判断而延误抢救时间。

二、心肺复苏及其成功标志

（一）心肺复苏及其基本措施

心肺复苏术（CPR）是针对心跳和呼吸骤停的伤者所采取的抢救措施，方法包括胸外心脏按压、人工呼吸、快速除颤等，目的是尽快使患者恢复有效通气和循环，维持脑的灌注，最终减轻脑组织长时间缺血、缺氧导致的损害。

研究表明，一旦呼吸心跳停止5~10s，意识丧失突然倒地，30s可出现全身抽搐，60s瞳孔散大，自主呼吸逐渐停止，3min开始出现脑水肿，4min开始出现脑细胞死亡，8min"脑死亡"植物状态。4min内复苏者一半可救活，4~6min内复苏者10%被救活，人称"黄金4分钟"。所以心脏骤停发生地，第一目击者对伤者进行及时、有效的急救至关重要，此时时间就是生命。

判断心搏、呼吸停止后，CPR分三个步骤：迅速建立有效循环（circulation，C）、通畅呼吸道（airway，A）和人工呼吸（breathing，B），即CPR的CAB三个环节。

（二）心肺复苏成功的标志

经过5个循环的胸外心脏按压及人工呼吸后，专业人员通过以下征象判断患者复苏成功：

（1）能触及大动脉（颈动脉）搏动。

（2）自主呼吸恢复，改善。

（3）面色、口唇、甲床、皮肤色泽转红润。

（4）双侧瞳孔由大变小。

（5）意识恢复，昏迷变浅，肢端转暖，肢体出现活动等。

任·务·实·施

操作步骤	操作程序	注意事项
操作前准备		
1. 评估呼救	（1）现场环境安全：确认环境对施救者及老年人均安全，远离灾害现场等危险环境。 （2）救治能力：评估自身救助能力。 （3）判断意识丧失：轻拍老年人双肩并在其两耳边大声呼叫，无反应。 （4）立即呼救：指定人员拨打急救电话120 轻拍重喊 判断意识	（1）若为触电者，应及时切断电源或用干木棒挑开电线。 （2）施救者做好自身防护措施。 （3）判断意识时禁止摇晃老年人身体。 （4）有条件者取自动除颤仪（AED）
2. 安置体位	使老年人仰卧于硬质平面。若在软床上，其胸下必须垫一整块木板 翻身仰卧 保护头部	（1）颈部无损伤者，需要翻转成仰卧位，注意保护老年人头部：保持头、颈、躯干在同一轴线上，照护人员一手于后脑固定颈椎，一手绕过老年人腋下固定肩膀翻身。 （2）怀疑有头颈外伤者不宜搬动，以免造成二次损伤。不适当的搬动可能会造成截瘫
3. 心肺评估	（1）跪于伤者右侧，双腿分开与肩同宽。救助人员可跪于地面。 （2）评估呼吸与颈动脉搏动：解开衣领、腰带等，观察伤者胸腹部有无起伏，专业人员同时在喉结（气管）旁1~2cm处触摸同侧颈动脉有无搏动，评估5~10s 1001、1002…1010	（1）观察呼吸，胸廓一起一伏为一次。 （2）非专业救助者不要求评估颈动脉搏动

项目八 急危症的应对

183

续表

操作步骤	操作程序	注意事项
操作中		
1. 胸外心脏按压（C）	（1）按压部位：胸骨中下1/3交界处，即两乳头连线中点处。 （2）按压姿势：操作者跪于患者右侧，左手的掌根部放在按压区，右手重叠在左手背上，两手手指（扣在一起）不能离开胸壁。双肩正对人胸骨上方，两肩、臂、肘垂直向下有节奏地连续按压30次。 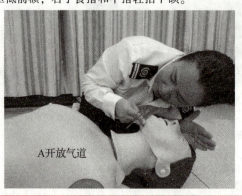 C（胸外心脏按压） （3）按压深度：成人胸骨下陷5~6cm。 （4）按压频率：成人100~120次/分，节律均匀（按压：放松=1:1）	（1）按压强调"用力按压、快速按压、尽量减少按压间断"。 （2）按压部位必须正确，否则会导致肋骨骨折、损伤大血管或胃内容物反流等并发症。 （3）胸外心脏按压时，腕、肘、肩关节伸直，以髋关节为轴，垂直向下用力，借助上半身的体重和肩臂部肌肉的力量进行按压，手指翘起不贴胸壁，倾身向前，保证每次按压的方向与胸骨垂直，然后迅速放松，使胸廓充分回弹，但掌根不离开胸壁。 （4）按压频率适宜者，在15~18s内完成30次按压
2. 开放气道（A）	（1）清理气道：清除老年人口鼻腔内分泌物或异物，取下活动义齿。 （2）开放气道：仰头抬颌法，左手肘关节着地，手掌压低前额，右手食指和中指轻抬下颌。 A开放气道	开放气道时，抬下颌的手指切勿压迫气管，应置于一侧下颌角处。抬起下颌使鼻孔朝天（下颌与耳垂连线与水平面垂直）

续表

操作步骤	操作程序	注意事项
3. 人工呼吸（B）	吹气动作：用压于患者前额手的拇指和食指捏住其两侧鼻翼，正常吸气后，充分张嘴完全包住患者口腔并密合，缓缓吹气 1s 以上，同时眼睛余光观察胸廓明显上抬；放开捏鼻手，胸廓自然回落后第二次吹气，连续吹气 2 次 B 人工呼吸	（1）每次吹气量 500~600ml，救助人员眼睛余光能看到胸廓明显起伏，吹气（伤者吸气）时间超过 1s。 （2）单人复苏按压：通气 = 30∶2，连续操作 5 个循环后迅速判断复苏效果。 （3）若旁边有 AED（自动体外除颤仪），请优先使用
操作后	（1）专业人员再次评估患者的颈动脉和自主呼吸，以及面色、口唇、皮肤颜色、角膜反射、瞳孔、肢端温度等。 （2）整理衣物，将头偏向一侧，安慰患者，予心理支持和人文关怀，等待救护车到来	（1）实施救治过程中，患者有苏醒迹象即表明复苏成功。 （2）非专业人员只需评估自主呼吸是否恢复

《心脏骤停应对》任务学习自我检测单

姓名：_____ 专业：_____ 班级：_____ 学号：_____

重点内容	心脏骤停及判断	
	CPR 及其成功的标志	
实施步骤	操作前：CPR 评估与体位	
	操作中：CPR 的 CAB	
	操作后：CPR 效果评价	

任务二　跌倒应对

案例导入

张大爷，72岁，因腿脚不便入住某养老机构。某天上午，张大爷在上厕所时不慎跌倒，立即按呼叫铃呼叫照护人员，照护人员小刘立即赶到厕所，查看后发现张大爷右脚皮肤擦破导致出血，立即嘱张大爷不要动，但张大爷边说"没事"边站了起来，小刘见状立即扶张大爷回房间的椅子上坐下，同时通知医生并向部门主管汇报。医护人员全面检查张大爷身体后，对张大爷右脚伤口进行清创处理并联系家属，建议家属陪同老人到医院做进一步检查。医院检查结果是：患者右脚擦伤，余无特殊。

请问：1. 照护人员小刘的处理对吗？
　　　2. 照护人员小刘应该怎样防止张大爷再次跌倒？

任务目标

1. 张大爷跌倒后照护人员的处理方法正确。
2. 张大爷右脚受伤处逐渐好转，没有伤口感染、伤口愈合不良等不良后果发生。
3. 张大爷在照护人员的关心下未再次发生跌倒。

 知识储备

由于社会人口老龄化及老年人跌倒发生率的增加，老年人跌倒已成为诱发其死亡的重要因素之一，对老年人健康生活造成严重危害。导致老年人跌倒的原因主要有两方面，分别是外部因素和自身因素。因此，预防老年人跌倒就必须从这两方面入手，做到：确立高危人群，加强预见性措施，切实有效地进行健康教育、创造有利于老年人的安全环境。对于养老机构而言，做好安全管理措施，才能更好地保障老年人的生命健康。

一、导致老年人跌倒的危险因素

（一）生理因素

（1）步态和平衡功能受损。老年人步态的基本特点是下肢肌肉收缩能力下降，脚跟着地，屈膝动作缓慢，伸髋不充分，腿抬高的程度降低，行走时拖拉，所以容易发生跌倒。另外，老年人中枢和周围神经控制能力下降，对比感觉降低，躯干摇摆加大，反应能力下降，反应时间延长，平衡能力、协同运动能力下降，从而导致跌倒危险性增加。

（2）感觉系统功能下降。老年人常表现为视力、视觉分辨率、视觉的空间或深度感及视敏度下降，同时传导性听力损失、老年性耳聋等会影响听力，难以听到有关跌倒危险的警告声音或反应时间延长，从而增加了跌倒的危险性；老年人触觉降低也增加跌倒的危险性。

(3) 中枢神经系统退行性变。中枢神经系统的退行性变影响老年人的智力、肌力、肌张力、感觉、反应能力、反应时间、平衡能力、步态及协同运动能力，使跌倒的危险性增加。

(4) 骨骼肌系统改变。老年人骨骼、关节、韧带及肌肉的结构、功能损害和退化是引发跌倒的常见原因。骨骼肌肉系统功能退化会影响老年人的活动能力、步态的敏捷性、力量和耐受性，使老年人举步时抬脚不高、行走缓慢、不稳，导致跌倒危险性增加。老年人骨质疏松会使与跌倒相关的骨折危险性增加。

(二) 病理因素

部分老年性疾病亦可导致老年人跌倒危险性增加。如泌尿系统疾病或其他原因伴随尿频、尿急、尿失禁等症状而匆忙去洗手间，排尿性晕厥等也会增加跌倒的危险性。

(三) 药物因素

老年人服用某些药物也可能使跌倒的发生率增加，服用镇静剂、精神类药品、降血压药会影响平衡功能导致跌倒。例如，抗精神类药冬眠灵常会引起体位性低血压；抗癫痫药易发生共济失调；扩血管降压药容易导致血管扩张，心排出量减少、脑供血及供氧不足，出现头昏、跌倒。

(四) 心理因素

心理因素，如沮丧，可能会削弱老年人的注意力，导致老年人对环境危险因素的感知和反应能力下降。另外，害怕跌倒也使其行为能力降低，行动受到限制，从而影响步态和平衡能力而增加跌倒的危险。

(五) 环境因素

(1) 室内危险因素。包括：①昏暗的灯光、湿滑、不平坦的路面；②在步行途中的障碍物；③轮椅或床制动不好或未及时制动，床栏固定差；④楼梯台阶、走廊及卫生间没有扶手、只有蹲式便池等都可能增加跌倒的危险性；⑤不合适的鞋子、过大过长的裤子和不适宜的行走辅助工具，这些也与跌倒有关。

(2) 室外的危险因素。包括台阶和人行道缺乏修缮，雨雪天气、拥挤等都可能引起老年人跌倒。

(六) 社会因素

老年人的教育和收入水平、卫生保健水平、享受社会服务和卫生服务的途径、室外环境的安全设计，以及老年人是否独居、与社会的交往和联系程度都会影响其跌倒的发生率。

跌倒（坠床）危险因素评估表对老年人进行高危因素的评估和筛选，总分>4分视为存在跌倒（坠床）高危因素。对于存在高危因素的老年人，照护人员应将其列为重点照护对象（见表8-2-1）。

表 8-2-1 老年人跌倒（坠床）危险因素评估表

序号	老年人跌倒（坠床）危险因素评估表	分值（分）
1	年龄≥70 岁	1
2	最近一年曾有不明原因跌倒（坠床）史	2
3	阿尔茨海默病	2
4	意识障碍	1
5	烦躁不安	4
6	肢体残缺或偏瘫	1
7	移动时需帮助	1
8	视力障碍	2
9	听力障碍	1
10	体能虚弱	2
11	头晕、眩晕、体位性低血压	2
12	不听劝告或不寻求帮助	1
13	服用影响意识或活动的药物，如镇静安眠剂、降压药、利尿剂、降血糖药、镇挛抗癫剂、麻醉止痛剂	1~2
合计		

二、老年人跌倒的危害

老年人跌倒的死亡率随着年龄的增加而上升。跌倒除了导致老年人因脑血管意外等原因而直接死亡外，还因骨折或其他损伤而导致残疾与长期卧床，并发肺部感染、下肢静脉血栓、尿路感染、压疮等严重后果，跌倒后数月死亡的老年人占跌倒老年人的 20% 左右。老年人跌倒严重影响他们的身心健康，如跌倒后的恐惧心理可以降低老年人的活动能力，使其活动范围受限，生活质量下降。

任·务·实·施

操作步骤	操作程序	注意事项
操作前		
1. 评估	评估老年人意识、性别、年龄、身体状况，是否能够站立或坐起	老年人跌倒后，不要急于扶起，要先判断情况，酌情处理
2. 沟通	发现老年人跌倒，立即来到老年人身边，安慰老年人，给予心理支持	
操作中		
1. 意识不清者救护	（1）紧急求助：指定人员拨打急救电话120。 （2）止血包扎：有外伤、出血，立即止血、包扎。 （3）保持呼吸道通畅：有呕吐者，将头偏向一侧，并清理口、鼻腔分泌物，保持呼吸道通畅。 （4）抽搐处置：抽搐者，移至平整软地面或身体下垫软物，防止碰、擦伤。必要时牙间垫被子角、较厚的衣服等，防止蛇咬伤，不要硬掰抽搐肢体，防止肌肉、骨骼损伤。 （5）胸外心脏按压。如呼吸、心跳停止，应立即进行胸外心脏按压、人工呼吸等急救措施。 （6）如需搬动，保证平稳，尽量平卧	若老年人跌倒后意识不清或虽意识清醒，但初步判断情况较严重，应立即正确拨打急救电话，告知以下内容： （1）我是谁（求救者信息）。 （2）出事地点（标志性建筑）及出事时间。 （3）伤病员性别、人数。 （4）急救车大约到达时间。 （5）联系方式
2. 意识清楚者救助	（1）休息：受伤程度较轻者，可搀扶或用轮椅将老年人送回病床，嘱其卧床休息并观察。 （2）止血包扎：对于皮肤出现瘀斑者进行局部冷敷，皮肤擦伤渗血者给予包扎。 （3）有外伤、出血，立即止血、包扎并护送老年人就医。 （4）查看有无肢体疼痛、畸形、关节异常、肢体位置异常等提示骨折情形，若有或无法判断，则不要随便搬动，以免加重病情，并立即拨打急救电话。 （5）查询有无腰、背部疼痛，双腿活动或感觉异常及大小便失禁等提示腰椎损害情形，若有或无法判断，则不要随便搬动，以免加重病情，并立即拨打急救电话。询问老年人跌倒情况及对跌倒过程是否有记忆，如不能记起跌倒过程，出现记忆丧失、头痛等情况，可能为晕厥甚至脑血管意外，应立即护送老年人就医或拨打急救电话。 （6）询问有无剧烈头痛或口角歪斜、言语不利、手脚无力等提示脑卒中的情况，若有应立即拨打急救电话，不可立即扶起	（1）胸外心脏按压时按压部位必须正确，否则会导致肋骨骨折、损伤大血管或胃内容物反流等后果。 （2）救护过程中随时观察老年人的意识状态。 （3）识别异常情况并及时报告，酌情处理。 （4）不随意扶起或搬动老年人，若需搬动，保证平稳，尽量平卧休息

续表

操作步骤	操作程序	注意事项
操作后		
风险防范	（1）物品放置：热水瓶、拖鞋、便器等物品摆放在老年人方便取用的位置。 （2）建议老年人穿合适的衣裤及鞋子。 （3）保持地面干燥、平整，行走通道通畅，无障碍物。 （4）保持老年人居住环境光线充足、明亮。 （5）变换体位：患有高血压的老年人起床、变换体位时动作要缓慢，以防突然变换体位导致坠床或跌倒。对于患有高血压、糖尿病等慢性疾病的老年人，避免使用不适当的药物等均可减少老年人跌倒的发生。 （6）关爱老人：多与老年人沟通，鼓励老年人适当的运动，防止肌肉萎缩，对于肢体功能严重缺陷或功能障碍的老年人如厕时注意安全防范，建议老年人在床上大小便，必要时由照护人员专人陪同如厕。 （7）照护人员、跌倒高危老年人及家属知晓"预防跌倒十知"	跌倒是养老机构管理的重点环节之一。减少老年人跌倒的风险或减轻跌倒引起的损害是安全管理的重要目标

《跌倒应对》任务学习自我检测单

姓名：_____　　专业：_____　　班级：_____　　学号：_____

重点内容	导致老人跌倒的危险因素	
	老人跌倒的危害	
实施步骤	操作前：跌倒评估	
	操作中：应急救助	
	操作后：风险防范	

任务三　异物卡喉应对

案例导入

董大爷，83岁，患有重度阿尔茨海默病，因儿子工作繁忙不能照顾而入住某养老机构。某天早上，董大爷的儿子来看望董大爷并陪董大爷进餐。董大爷在吃肉时，董大爷儿子突然用手拍了拍董大爷，叫他慢点吃，导致董大爷被肉卡住了，董大爷的儿子发现董大爷满脸通红并很快面色青紫、双眼圆瞪、双手乱抓喉部，表情极为痛苦。一旁参加过急救技能培训的照护人员小杨，判断老人发生了异物卡喉（噎食、气道异物）。

请问：1. 照护人员小杨应该怎样利用学到的急救技能沉着冷静地进行紧急救助？
　　　2. 照护人员小杨在为董大爷进行急救时有哪些注意事项？

任务目标

1. 董大爷卡喉的肉块被顺利从气道内清除，呼吸道保持通畅。
2. 董大爷未发生异物卡喉的严重并发症，如窒息、喉头水肿、心跳呼吸骤停等。
3. 董大爷在照护人员的精心照护下，未发生类似事情。

知识储备

一、喉头或气管常见异物及其危害与识别

　　喉头或气管异物大多情况下发生在老年人在边进食边从事某些活动时、进食滑溜且大小适宜的食物或异物时，尤其是他们在进食时说话或进食急促时，或某些疾病（如精神病、阿尔茨海默病等）也较易发生，一旦发生气道异物，极易导致窒息而危及生命。通常我们将喉头或气管异物（异物卡喉）简称气道异物。那么作为养老机构工作人员应该怎样对气道异物进行紧急处理呢？这就需要我们学习海姆立克急救法等气道异物的紧急救助技术，以提高照护人员对气道异物的应急处理能力，从而解除老年人痛苦，挽救生命。

（一）喉头或气管常见异物

（1）抢食和暴食者。多见于精神障碍的老年人、中重度阿尔茨海默病老年人。其原因多是服用抗精神病药物发生锥体外系副反应，出现吞咽及运动不协调而使食物卡住咽喉甚至误入气管。

　　预防噎食要点：进食时，照护人员随时提醒老年人细嚼慢咽；对不能自行进食者，必须把固体食物切成小块儿，喂饭时确认上一口已经完全咽下才能喂下一口，切不可操之过急。尤其在吃汤圆、水饺、年糕等滑溜或黏性食物时要注意，千万不要整个放在老年人口中，最好不给老年人吃此类食物。

（2）药物不良反应或癫痫。药物反应致咽喉肌运动失调所致或在进食时抽搐发作。

（3）口中含物时，如豆类、纽扣、笔帽，尤其是坚果、果仁、糖块、果冻等细小或光

滑的食物，突然哭、笑，通过开放的会厌软骨处滑入喉头甚至气管。

预防异物进入气道的要点：避免进食进水时说笑、走路、玩耍、哭闹或做其他运动，不要口含小、圆、滑的物品，如硬币、弹球、纽扣等。

（二）喉头或气管异物（异物卡喉）的危害

异物卡喉，呕吐物误吸或痰液堵塞，都会造成老年人严重呼吸困难甚至窒息，可很快因严重缺氧而威胁生命，所以必须在数分钟内紧急清除进入喉头或气管的异物，恢复呼吸道通畅。

（三）喉头或气管异物（异物卡喉）的识别

（1）异物卡住喉头甚至进入气管后，如果部分堵塞气道，可出现突然呛咳、不能发音、喘鸣、呼吸困难、面色口唇紫绀等。气道内有异物者双眼圆瞪、双手掐住喉部，表情痛苦、恐怖，伴有濒死感。

（2）异物进入气道后，严重者可完全堵塞气道，迅速出现窒息，导致意识丧失，甚至呼吸、心跳骤停。

二、海姆立克急救法

海姆立克急救法适用于气道内有异物者，当异物进入气道时，应立即采用海姆立克急救法进行抢救，紧急排除进入气道的异物，保持呼吸道通畅。

具体操作方法是：照护人员环抱老年人，向其上腹部快速施压，造成膈肌突然上升，胸腔压力骤然增加，使气管和肺内的大量气体（450～500ml）在压力的作用下就会突然涌向气管，将异物冲出，恢复气道通畅。该法被称为"生命的拥抱"或"人工咳嗽"，但不如老年人主动咳嗽有效。

任·务·实·施

操作步骤	操作程序	注意事项
操作前		
（一）评估、沟通与准备		（1）老年人发生呼吸道堵塞时，照护人员应首先用手指抠出或其他方法排除异物，在无效且情况紧急时采用海姆立克法急救。 （2）因老年人胸腹部组织的弹性顺应性差，故易致腹部或胸腔内脏破裂及出血、肋骨骨折等，所以需严格把握冲击力度
1. 评估	评估老年人身体情况，意识是否清楚，是否能够站立或坐起	
2. 沟通	安慰清醒老年人不必恐慌，务必积极配合照护人员的急救	
（二）准备		
3. 迅速准备	（1）照护人员准备：站于清醒老年人身后或双腿跪于昏迷老年人大腿两侧。 （2）环境准备：光线充足，室内安静。 （3）老年人准备：清醒者站在照护人员身前，倾身向前，头部略低、张嘴；昏迷者取仰卧位	

续表

操作步骤	操作程序	注意事项
操作中		
1. 清醒的老年人	若老年人咳嗽或照护人员无法用手指取出喉部异物，则应紧急采取海姆立克急救法，帮助老年人去除气道异物。 老年人取站立位或坐位。照护人员站在老年人身后，双臂分别从两腋下前伸并环抱老年人，一手握拳于脐上方，另一手从前方握住手腕，双手向后、向上快速地用力挤压，迫使其上腹部下陷。反复实施，直至阻塞物排出为止	在平时的健康教育中，可告知老年人若发生噎食且身边无人时，可自己用力咳嗽，也可自己实施腹部冲击（手法同海姆立克急救法）；或将上腹部压向任何坚硬、突出的物体（如椅背、扶手、栏杆等）上，并且反复实施
2. 意识不清的老年人	不能站立的老年人，就地仰卧，照护人员两腿分开跪于其大腿外侧，双手叠放用手掌根顶住腹部（脐部上方），进行有冲击性地、快速地向后上方压迫，然后打开下颌，如异物已被冲出，迅速掏出清理	（1）对于极度肥胖的噎食老年人，应采用胸部冲击法，姿势不变，将左手的虎口贴在胸骨下端，不要偏离胸骨，以免造成肋骨骨折。 （2）若老年人已经发生心脏骤停，清除气道异物后立即实施心肺复苏
操作后		
	询问老年人有无不适，检查有无并发症发生	必要时转送医院继续诊治

任·务·评·价

《异物卡喉应对》任务学习自我检测单

姓名：_____   专业：_____   班级：_____   学号：_____

重点内容	喉头或气管异物识别	
	海姆立克急救法	
实施步骤	操作前：评估与准备	
	操作中：气道异物清除	清醒老年人的气道异物清除
		意识不清老年人的气道异物清除
	操作后：检查	

任务四　烫伤应对

案例导入

张大爷，85岁，因感冒发热，医生开了感冒药口服，于是照护人员小王为张大爷倒了一杯开水放在床头桌，交代张大爷洗漱后就吃药，然后就去洗手间给张大爷准备洗漱物品了。突然听到张大爷在房间呼叫，小王急忙跑去查看，发现张大爷在取电视遥控板时不小心碰翻了水杯。照护人员急忙安慰张大爷，并检查他的手和脚，发现其右手和右脚被热水烫伤，立即进行紧急处理。

请问：1. 照护人员应该怎样为张大爷进行烫伤的应急处理？
　　　2. 照护人员如何判断张大爷烫伤的严重程度？

任务目标

1. 张大爷烫伤引起的组织损伤能得到有效处理，未发生感染。
2. 张大爷在以后的生活中得到更加悉心的照护与保护，不再发生类似伤害事件。

知识储备

老年人由于生理、病理及环境等原因，在生活中容易发生烫伤，这是老年人中最常见的意外损伤之一，可引起老年人剧烈疼痛等不舒适，严重者可导致感染甚至休克等严重后果。老年人常因生理功能衰退，可能存在心、肺、内分泌等慢性疾病，加之老年人免疫能力较低，机体修复能力差，烫伤之后发生更为严重的后果，增加愈合难度。所以，预防老年人烫伤是老年照护的首要任务之一。照护人员应当了解烫伤面积估算及烫伤深度评估等知识，掌握老年人不慎烫伤以后"冲、脱、泡、盖、送"应急处理方法（见图8-4-1）。

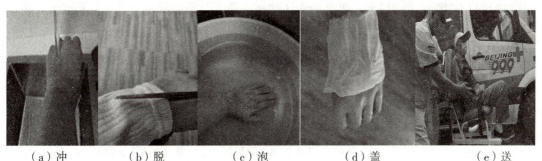

（a）冲　　　（b）脱　　　（c）泡　　　（d）盖　　　（e）送

图8-4-1　老年人烫伤后应急处理方法

一、老年人烫伤的原因

（一）生理因素

老年人因神经系统及皮肤组织老化而导致痛温觉减退，在使用热水袋或洗澡等时，当感觉皮肤疼痛或者有烧灼感时，往往已经造成皮肤烫伤。另外，老年人行动不便或者视力减退，日常生活中容易不小心碰到热水杯或热水瓶等导致烫伤。

（二）病理因素或治疗不当

（1）老年人患糖尿病、脉管炎、心血管疾病时，由于周围神经病变，痛觉减退，沐浴或泡脚时很容易烫伤。

（2）老年人生病采用中医疗法，如中医拔罐、艾灸、针灸时，理疗器温度过高或者操作技术不当都会造成烫伤。

（三）环境因素

老年人由于黑色素细胞减少，对紫外线等有害射线的抵抗力降低，若在烈日下暴晒很容易发生烫伤。

二、烫伤

烫伤指由热力（火焰、热液、蒸汽及热金属等高温固体）、电流、放射线、某些化学物质等作用于人体造成的始于皮肤、由表及里的损伤。烫伤是热液、热蒸气等导致的组织损害，临床上一般与其他热力造成的伤害统称为烫伤。老年人是烫伤的高危人群，日常工作重点在于预防烫伤及烫伤后立即采取正确的处理方法。

三、烫伤程度判断

烫伤程度取决于烫伤面积和烫伤深度。

（一）烫伤面积估算

（1）手掌法。烫伤者五指并拢的一只手为体表面积的1%，用于估算小面积烫伤。

（2）新九分法。适用于成年人（包括老年人），Ⅰ烫伤不计算烫伤面积。将全身体表面积分为11个9%，再加1%。如表8-4-1所示。新九分法口诀：三三三，五六七，十三十三一个一，五七十三二十一。

表8-4-1 烫伤面积计算（新九分法）

部位	成人各部位面积
头面颈部	共计1个9%：头发部3%、面部3%、颈部3%
双上肢	2个9%，共计18%：双手5%、双前臂6%、双上臂7%
躯干	3个9%，共计27%：胸腹部13%、背部13%、会阴部1%
双下肢	5个9%加1%，共计46%：双臀5%、双足7%、双小腿13%、双大腿21%

（二）烫伤深度估计

（1）皮肤及皮下组织的结构。评估烫伤深度之前，需要先了解皮肤及皮下各层组织的结构，包括皮肤（表皮、真皮）、皮下组织与肌肉，与烫伤深度及其症状密切相关的是皮肤与皮下组织。

（2）烫伤深度评估。常采用三度四分法评估烫伤深度，由浅至深、由轻到重分为三度：Ⅰ烫伤、Ⅱ烫伤（分为浅Ⅱ烫伤和深Ⅱ烫伤)、Ⅲ烫伤，不同深度烫伤的表现和预后见表8-4-2。

表8-4-2 烫伤的表现与预后

烫伤分度		局部症状、体征	烫伤深度及预后
Ⅰ烫伤		局部红、肿、热、痛，烧灼感，无水疱	仅伤及表皮生发层，3~5天愈合，不留瘢痕
Ⅱ烫伤	浅Ⅱ烫伤	水疱较大、疱壁薄，创面底部肿胀发红，感觉过敏、剧痛	伤及真皮的乳头层，一般2周可愈合，不留瘢痕，有色素沉着
	深Ⅱ烫伤	水疱较小、疱壁较厚，创面呈浅红或红白相间，感觉迟钝、微痛	伤及真皮深层，3~4周愈合，留有瘢痕

续表

烫伤分度	局部症状、体征	烫伤深度及预后
Ⅲ烫伤	形成焦痂。创面无水疱、蜡白或焦黄，皮温低，感觉消失	伤及皮肤全层，达皮下、肌肉、骨等，2~4周焦痂分离，肉芽组织生长，形成瘢痕

任·务·实·施

操作步骤	操作程序	注意事项
操作前		
（一）评估与沟通		
1. 评估	观察烫伤局部情况，评估老年人烫伤严重程度、有无意识障碍等	
2. 沟通	态度和蔼，向老年人解释操作要点，烫伤知识与配合要点，尊重老年人，取得配合	
（二）准备		
1. 照护人员准备	（1）洗手并用干净毛巾擦干，戴口罩。 （2）了解老年人伤情，判断烫伤部位和程度	老年人烫伤后应迅速脱离热源，避免继续损伤。时间紧迫时，照护人员不必充分自身准备后才帮助老年人处理烫伤
2. 老年人准备	（1）离开危险现场，取舒适体位。 （2）情绪稳定	
3. 环境准备	光线充足，室内安静	
4. 用物准备	冷疗用物、烫伤膏、毛巾、剪刀等	

续表

操作步骤	操作程序	注意事项
操作中		
1. Ⅰ烫伤的紧急处理——浸水涂药	（1）立即用大量流动自来水冲洗伤处或浸泡在凉水中"冷疗"，时间达到15~30min。"冷疗"可减少余热，达到降温、减轻损伤与疼痛肿胀、防止起泡等作用。 （2）若烫伤部位不能浸泡在冷水中进行"冷疗"时，可以将受伤部位用毛巾包好，再在毛巾上浇水，或者用冰块敷效果更佳。 （3）冷疗处理后用烫伤膏涂于烫伤部位，3~5天便可自愈。不可使用牙膏、酱油、肥皂等"民间土方"涂抹伤处，以免感染等不良后果	（1）若穿着衣服或鞋袜部位被烧烫伤，切勿匆忙脱去被烧部位的鞋袜或衣裤，以免表皮撕脱。应先用冷水直接浇到伤处及周围，然后脱去鞋袜、用剪刀剪去衣裤。 （2）"冷疗"要在烫伤后立即进行，时间越早、水温越低，效果越好，因为烫伤后5min内余热还在继续损伤皮肤。 （3）冬天需注意身体其他部位的保暖
2. Ⅱ烫伤的紧急处理——冲、脱、泡、盖、送	"冷疗"保护水疱，并立即报告，迅速就医。若伤处水疱已破，为避免感染，不可浸泡。可用无菌纱布或干净手帕包裹冰块，冷敷伤处周围后，立即就医	
3. Ⅲ烫伤的紧急处理	立即用清洁的布单或衣服简单包扎创面，避免污染和再次损伤，创面不要涂擦药物，以免影响观察。保持清洁，立即报告，迅速就医，发现老年人面色苍白、呼之不应甚至昏迷时，应立即拨打急救电话120	
操作后		
用物整理及预防	（1）整理用物，洗手，记录老年人烫伤的原因、面积、程度以及处理要点。 （2）老年人应当掌握湿热敷、烤灯、热水坐浴等正确方法。如老年人患有感觉运动缺失等情况时，要高度警惕，不要随意调节仪器，必要时由照护人员协助。 （3）指导老年人正确安全的使用生活设施：热水瓶要放在房间的角落等不易碰到的地方；洗澡时先开冷水再开热水，结束时先关热水后关冷水；使用电器时，定期检查电器是否完好，告知其注意事项，确保老年人能正确使用；房间内使用蚊香时，将蚊香放在安全的地方。 （4）饮食方面：喝热水、热汤时，提前给老年人放置温凉，避免烫伤	必要时转送医院继续治疗

任·务·评·价

《烫伤应对》任务学习自我检测单

姓名：_____ 专业：_____ 班级：_____ 学号：_____

任务分析	老年人烫伤的原因	
	烫伤	
	烫伤的程度判断	
任务实施	操作前：评估与准备	
	操作中：烫伤的紧急处理	
	操作后：用物整理及预防	

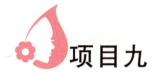

项目九

睡眠照护

【项目目标】

1. 掌握布置老年人睡眠环境要求，对睡眠障碍的老年人进行睡眠照护。

2. 熟悉老年人常见睡眠障碍原因及表现，学会观察老年人睡眠障碍的情况并正确记录。

3. 了解老年人的睡眠特点、对睡眠环境的要求。

4. 耐心倾听老年人对睡眠的要求并及时给予适当的处理方法，理解老年人睡眠时间减少的现象并提供贴心的照护。在对老年人睡眠照护上体现照护人员应具备的细心、耐心和责任心。

【项目概述】

人口老龄化是当今世界上大多数国家所面临的共同问题，老年人的健康话题，特别是有关睡眠问题正日益受到关注。睡眠是人们不可缺少的一种生理现象，如何有效提高老年人的睡眠质量，对照护人员来说更应当是关注的问题。本项目主要介绍照护人员如何掌握老年人睡眠的相关知识，为老年人布置良好睡眠环境，以及照护睡眠障碍的老年人的技能，从而更好地为老年人做好睡眠照护，提升老年人的睡眠质量。

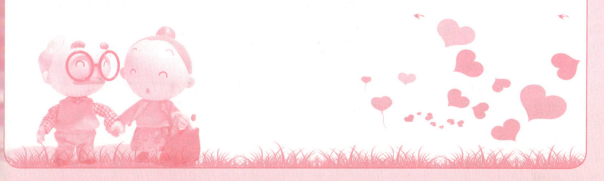

任务一　睡眠环境布置

> **案例导入** ▶
>
> 　　王奶奶，65 岁，入住养老院 1 周，生活自理能力好，入院时精神状态良好。某天早上，照护人员查房发现王奶奶正在卧床休息，但精神状态较差、情绪不佳，并反映夜间休息不好。经照护人员沟通后，得知王奶奶不习惯养老院房间的睡眠环境。
> 　　请问：照护人员应该怎样帮助王奶奶布置合适的睡眠环境？
>
> **任务目标** ▶
>
> 1. 王奶奶对睡眠环境满意。
> 2. 王奶奶睡眠较好，精神、情绪较好。

  知识储备

　　老年人是否能够获得良好睡眠受诸多因素影响，主要是由环境因素的影响和老年人具有良好的睡眠习惯。改善睡眠环境，帮助老年人养成良好睡眠习惯，可提高老年人的睡眠质量，促进身心健康。

一、老年人的睡眠特点

　　正常睡眠是指在最佳睡眠时间，达到足够睡眠量，并且半小时内入睡，基本不醒或醒后能够很快再次入睡。醒后感觉精力充沛，情绪愉悦。最佳睡眠时间一般为晚 10 点至次晨 6 点，老年人可稍提前，为晚 9 点至次晨 5 点。成年人对睡眠的要求一般需要 7~9h。老年人由于新陈代谢减慢，减少 1~3h，达到 6~7h。睡眠质量的好与坏，不应简单地以睡眠时间的长短来衡量，而应以睡眠后是否消除了疲劳，精力是否充沛来评判。

　　随着年龄的增长，老年人的机体结构和功能会不断发生退化，睡眠功能也会受到影响，老年人睡眠特点表现为以下几点。

　　（1）早睡早起，老年人容易早醒，睡眠趋向早睡早起。

　　（2）睡眠时间缩短。60~80 岁的健康老年人就寝时间平均为 7~8h，但睡眠时间平均为 6~7h。

　　（3）浅睡眠，即大脑未充分休息。老年人浅睡眠期增多，深睡眠期减少，老年人年龄越大，睡眠越浅。

　　（4）容易觉醒。老年人睡眠容易受到声、光、温度等外界因素以及自身疾病干扰，尤其是夜间较明显，使睡眠变得断断续续。

二、老年人对睡眠条件的要求

（一）环境适宜

（1）室内环境温度及湿度。老年人的体温调节能力差，对温度的敏感性降低，老年人睡眠环境的温、湿度要求为：夏季室内温度保持在 25℃～28℃，冬季室温可在 18℃～22℃，相对湿度 50%～60% 为宜。

（2）通风换气。在老年人入睡前，将室内进行开窗通风，去除室内异味及污浊空气，使老年人感觉呼吸顺畅。

（3）声、光及色彩。老年人睡眠易受声、光的影响，居住环境要保持安静，光线要暗。照护人员夜间操作及巡视做到走路轻、操作轻、关门轻、说话轻。睡眠环境中的窗户选用遮光性较好的深色窗帘以遮挡室外光线照射，在老年人睡前关闭大灯，根据老年人需求可适当开启壁灯或地灯。墙壁颜色淡雅，可避免老年人过度兴奋或焦虑。

（4）卫生间。应靠近卧室，内设置坐便器并有扶手，地面铺防滑砖。协助老年人睡觉前排空大小便，避免和减少起夜对睡眠造成的影响。对于行动不便的老年人，在睡前将所需物品，如水杯、痰桶、便器等放置在适宜位置。

（5）老年人居室设备。室内设备应简单实用，靠墙摆放，应尽量选择弧形转角的家具，以免起夜碰伤老年人。

（二）床铺、被服舒适

（1）调整床铺高度为 40～50cm，适合老年人上下床。根据老年人身高适当调整，床铺软硬度适中。

（2）选择保温、透气性较好的棉被，厚薄度随季节调整，松软适中。床褥上平整舒适，无渣屑。

（3）荞麦枕的枕芯较好，软硬适中，并且透气。枕芯太软或太硬都会引起不舒适。调整枕头舒适的高度为 6～9cm。高度随老年人习惯适当调整，但不宜太高。

任・务・实・施

操作步骤	操作程序	注意事项
操作前		
（一）评估与沟通		
1. 评估	评估老年人：意识状态、自理能力、身体状况及睡眠环境情况等	
2. 沟通	对于能够有效进行沟通的老年人，照护人员应询问老年人床号、姓名，了解老年人睡眠习惯及睡眠环境要求，并向老年人讲解即将准备的睡眠环境的情况，以取得老年人的同意及配合	对于不能有效进行沟通的老年人，应核对老年人的房间号、床号、姓名、床头（床尾）卡
（二）准备		

续表

操作步骤	操作程序	注意事项
1. 照护人员准备	着装整洁，修剪指甲，洗手	
2. 老年人准备	排便、排尿、洗漱完毕，取舒适卧位	
3. 环境准备	清洁、安静、舒适、安全。夏季调节室温至 25℃~28℃，冬季调节室温至 18℃~22℃，相对湿度 50%~60%	
4. 物品准备	手消毒液、记录单、笔。必要时备毛毯	
操作中		
1. 通风	睡前将老年人卧室窗户打开，通风 10min，然后关闭窗户	老年人睡前，卧室适当通风换气，避免空气污浊或异味影响老年人睡眠
2. 调节温、湿度	开启室内空调或暖气开关，调节温、湿度。夏季调节室温至 25℃~28℃，冬季调节室温至 18℃~22℃，相对湿度 50%~60%	
3. 拉好窗帘，关闭电视	（1）拉好窗帘，避免光线照射，以免影响老年人的睡眠。 （2）关闭电视，减少声音刺激，以免影响老年人的睡眠	
4. 协助老年人上床就寝，盖好被子	（1）协助老年人上床。 ①能自理的老年人：照护人员扶着老年人坐在床上，协助老年人脱掉鞋子及衣物，协助老年人在床上平躺好。 ②不能自理（坐轮椅）的老年人：见轮椅的转运。 （2）帮老年人盖好被子，根据季节及老年人的需求选择厚薄度适宜的被子	（1）床铺高矮适合老年人上下床为宜。 （2）被褥厚薄随季节调整。 （3）枕头不宜太高或太低，软硬度适中
5. 调节光线	打开夜间地灯，关闭房间大灯	
6. 询问需求，退出房间	（1）呼叫器放置于老年人枕旁，询问老年人需求，床旁放置便器，及时满足，问候晚安。 （2）照护人员退出房间，轻关门	
操作后		
整理、安置和记录	（1）整理用物。 （2）洗手。 （3）记录老年人睡眠时间及情况	异常情况及时处理并准确记录

任·务·评·价

《睡眠环境布置》任务学习自我检测单

姓名：_____　专业：_____　班级：_____　学号：_____

任务分析	老年人睡眠特色	
	老年人对睡眠条件的要求	
任务实施	操作前：评估与准备	
	操作中：睡眠房间布置	
	操作后：整理、安置与记录	

项目九　睡眠照护

207

任务二　睡眠障碍照护

> **案例导入** ▶
>
> 杨爷爷，78岁，2个月前因跌倒导致右股骨骨折入院手术治疗，于1周前出院。出院后，杨爷爷仍有较多时间是卧床休息，睡眠质量一直不好，黑白颠倒，入睡困难，且睡醒后很难再入睡。精神状态欠佳，头晕、乏力、胃口不好等。
>
> 请问：照护人员应该怎样帮助杨爷爷改善睡眠障碍？
>
> **任务目标** ▶
>
> 1. 杨爷爷愿意配合照护人员给其改善睡眠的照护。
> 2. 杨爷爷睡眠质量逐步改善，头晕、体乏、易躁易怒症状好转。

 知识储备

老年人睡眠障碍较为常见，睡眠障碍使老年人的精神状态及生活质量下降，照护人员应细心观察老年人的睡眠情况并做好记录，找出影响老年人睡眠障碍的诱因，帮助及时解决，提高老年人的睡眠质量。对严重睡眠障碍的老年人应通知医护人员，给予相应的医疗干预改善睡眠质量。

一、老年人睡眠障碍的原因及表现

（一）老年人睡眠障碍的原因

睡眠障碍是指睡眠质量不正常以及睡眠中出现异常行为的表现，也是睡眠和觉醒正常节律性交替紊乱的表现，由多种因素引起，包括睡眠失调和异常睡眠。睡眠障碍会导致大脑功能紊乱，对身体造成多种危害，严重影响身心健康，容易出现头痛、头晕、心慌、烦躁等现象，还可能导致记忆力减退、反应迟钝、免疫力下降、易衰老，诱发多种疾病，如心血管疾病、糖尿病、肿瘤等。老年人睡眠障碍的常见原因有以下几种。

（1）老年人生活环境的改变，如老年人的卧室、家具发生变化，造成老年人睡眠障碍。

（2）老年人爱操心，如操心子女生活等，容易导致焦虑紧张、难以入睡、多梦、睡眠质量差，特别是遇重大压力使精神负荷增大，老年人更难以安睡。

（3）老年人因患病导致被动体位，不能自理的老年人未能按时翻身，使老年人长时间处于一种卧位姿势，容易造成肌肉疲劳，难以入眠。

（4）有些老年人长期饮用浓茶、咖啡等饮品，导致暂时性兴奋，扰乱正常睡眠，长时间就会导致睡眠障碍。

（5）老年人因长期服用安眠药，养成习惯性、依赖性，发展成抗药性，使治疗睡眠障碍的药物失效，更容易导致老年人陷入长期睡眠障碍的困境。

（6）老年人因患病时，需留置导管、各种引流管等造成牵拉引起不适。

（7）疼痛是最不舒适的感受，尤其影响睡眠。老年人出现明确诊断的疾病性疼痛应遵医嘱给予止痛药。

（8）居室环境以及床单位舒适度，床单是否平整干燥无渣屑，也可能影响老年人睡眠。

（9）入住养老机构的老年人，两人或多人同居一室互相干扰，也是造成老年人睡眠障碍的原因。

（10）老年人随年龄增长，脑缺血、缺氧、葡萄糖供给不足、酶代谢异常等因素均易引起脑细胞代谢紊乱，也会引起睡眠障碍。

（11）患精神疾病的老年人常伴有睡眠障碍症状。

（二）老年人睡眠障碍的常见表现

老年人睡眠障碍属于睡眠失调（睡眠形态紊乱）中的一种，其表现形式主要有以下几种。

（1）入睡困难。上床后持续30min以上不能入睡，或想睡却很清醒，而且持续数天或更久。

（2）睡眠中断，即睡眠中途觉醒。睡眠过程中一夜醒多次，没有熟睡的感觉。

（3）多梦。夜间经常做梦，一般不留记忆或对梦境有断断续续不完整的记忆。

（4）早醒。天没亮就醒或入睡后没多久就醒，醒来以后再也无法入睡。

（5）彻夜不眠。夜间卧床睡眠，但外界声响都能听到，虽躺在床上却意识清醒，感觉一夜迷迷糊糊。

老年人睡眠障碍的表现形式并不单一，可一种或几种形式同时存在。

二、老年人睡眠障碍的观察

一般睡眠情况包括入睡时间、觉醒时间与次数、总睡眠时间、睡眠质量等。

异常睡眠情况包括入睡困难、不能维持睡眠、昼夜颠倒现象、睡眠呼吸暂停、夜间阵发性呼吸困难、嗜睡等。异常睡眠记录内容包括床号、姓名、一般睡眠情况、老年人主诉、异常睡眠的表现、有无采取助眠措施等。

三、识别异常情况并及时报告

照护人员主动倾听老年人的主诉，帮助其缓解或减轻身体的不适，但出现如头晕、头痛、呼吸困难、胸闷、剧烈疼痛等无法解决的情况时，应及时报告医生或护士，并做好记录。记录内容包括时间、老年人睡眠障碍的表现、处理措施、处理结果等。

四、睡眠障碍的照护

睡眠障碍会对老年人造成生活困扰，以至于生活质量下降，除疾病原因需积极治疗原发疾病外，还应做好老年人睡眠方面的指导，使老年人养成良好的睡眠习惯，改善睡眠状况。

(一) 指导老年人养成良好睡眠习惯

(1) 每天按时起床、就寝（包括节假日）。午睡 30~60min，不宜多睡。

(2) 按时进餐，晚餐吃少，不宜过饱。晚餐后或睡前不食用对中枢神经系统有兴奋作用的食物、饮料，减少饮水量。

(3) 入睡前避免阅读有刺激性的书报、杂志。避免看情节刺激、激烈的电视节目，不要在床上读书、看报、看电视。睡前做身体放松活动，如听轻音乐、按摩、推拿、静坐等。

(二) 安排舒适的睡眠环境

保持老年人卧室整洁、安静、安全、避免声光刺激等。

(三) 促进老年人身体的舒适，诱导睡眠

(1) 睡前洗漱，排空大小便，穿着宽松衣物。

(2) 协助老年人创造有利于睡眠的条件反射机制，如睡前半小时洗热水澡、泡脚、听节奏缓慢的轻音乐、喝牛奶等。只要长期坚持，就会建立起"入睡条件反射"。

(3) 为老年人选择合适的寝具，如床要软硬合适、枕头应高低合适、软硬度适中，枕头的高度多以自己的一个拳头的竖高为宜。成人的枕头高度通常为 6~9cm，枕头的高度可随老年人习惯适当调整，但不宜太高。侧卧时，枕头高度应与肩宽相同，防止头颈上下偏移，影响睡眠。

(4) 根据老年人情况采取适宜的睡眠姿势，如患心肺疾病引起呼吸困难的老年人睡眠要取半卧位，减少回心血量，从而减轻肺淤血和心脏的负担，缓解呼吸困难的症状；肺部及胸腔疾病应采取患侧卧位睡眠，可以减少因呼吸运动造成的胸痛，也可使健侧的肺呼吸运动不受影响。

(四) 心理慰藉

老年人在睡觉前有未完成的事情或不愉快的事情，照护人员应耐心倾听并尽量协助老年人解决；如果暂时无法解决，可以帮助老年人记录下来，减少就寝后的惦念。

任·务·实·施

操作步骤	操作程序	注意事项
操作前		
(一) 评估与沟通		
1. 评估	(1) 评估环境：清洁、安静、舒适、安全、光线适宜、适合操作。 (2) 评估老年人：意识状态、自理能力及身体状况，查阅老年人既往照护记录，评估老年人近期状况，了解异常睡眠的原因等	

续表

操作步骤	操作程序	注意事项
2. 沟通	对于能够有效进行沟通的老年人，照护人员应询问老年人床号、姓名，了解老年人睡眠习惯及睡眠环境要求，并向老年人讲解即将进行促进老年人睡眠的方法及注意事项，以取得老年人的配合	对于不能有效进行沟通的老年人，应核对老年人的房间号、床号、姓名、床头（床尾）卡
（二）准备		
1. 照护人员准备	着装整洁，修剪指甲，洗手	
2. 老年人准备	排便、排尿、洗漱完毕，取舒适卧位	
3. 环境准备	清洁、安静、舒适、安全。夏季调节室温至25℃~28℃，冬季调节室温至18℃~22℃，相对湿度50%~60%	
4. 物品准备	手消毒液、记录单、笔。必要时准备毛毯	
操作中		
1. 协助睡眠	（1）关闭窗户，拉好窗帘，关闭电视，调节好室内温、湿度。 （2）找出影响睡眠的诱因并针对性地干预。 （3）协助老年人脱去衣裤就寝，盖好被子	（1）夜间温度降低，老年人觉醒时，为老年人增盖毛毯。 （2）特殊睡眠障碍的老年人应及时通知医护人员
2. 观察睡眠	（1）定时巡视，观察老年人睡眠状况。 （2）观察内容：①一般睡眠情况，包括入睡时间、觉醒时间及次数、总睡眠时间、睡眠质量等；②异常睡眠情况，包括入睡困难、不能维持睡眠、昼夜颠倒现象、睡眠呼吸暂停、夜间阵发性呼吸困难、嗜睡等。 （3）观察后轻步退出房间，轻关门	（1）夜间查房注意走路轻、关门轻，避免惊醒老年人。 （2）对于身体状况不佳的老年人，加强观察、巡视
操作后		
整理用物及记录	（1）整理用物。 （2）洗手。 （3）记录老年人睡眠时间及情况：根据晚上巡视情况做好记录。记录内容包括老年人睡眠的一般情况，如入睡时间、觉醒时间与次数、总睡眠时间、睡眠质量、老年人主诉、异常睡眠的表现、有无采取助眠措施及哪些助眠措施等	记录内容详细，字迹清楚

任·务·评·价

《睡眠障碍照护》任务学习自我检测单

姓名：_____ 专业：_____ 班级：_____ 学号：_____

任务分析	老年人睡眠障碍的原因及表现	
	老年人睡眠障碍的观察	
	识别异常情况及时报告	
	睡眠障碍的照护	
任务实施	操作前：评估与准备	
	操作中：睡眠帮助	协助睡眠
		观察睡眠
	操作后：整理、安置与记录	